W0253357

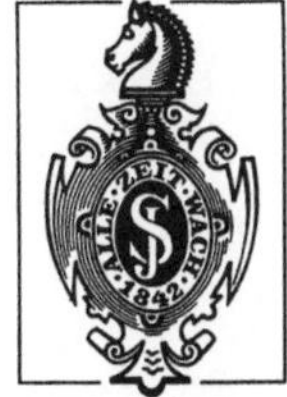
ALLE · ZEIT · WACH
1842

T. Öney H. Kaulhausen

Früherkennung und Prävention von hypertensiven Komplikationen in der Schwangerschaft

Geleitwort von E. J. Plotz

Mit 12 Abbildungen

Springer-Verlag
Berlin Heidelberg New York Tokyo 1983

Priv.-Doz. Dr. med. Taylan Öney
Universitäts-Frauenklinik Bonn
Sigmund Freud Straße 25, 5300 Bonn 1

Prof. Dr. med. Helmut Kaulhausen
Frauenklinik der Medizinischen Hochschule Hannover,
Podbielskistraße 380, 3000 Hannover 51

ISBN-13:978-3-540-12647-8 e-ISBN-13:978-3-642-69277-2
DOI: 10.1007/978-3-642-69277-2

CIP-Kurztitelaufnahme der Deutschen Bibliothek
Öney, Taylan:
Früherkennung und Prävention von hypertensiven Komplikationen in der Schwangerschaft/T. Öney; H. Kaulhausen. – Berlin; Heidelberg; New York; Tokyo: Springer, 1983.
ISBN-13:978-3-540-12647-8

NE: Kaulhausen, Helmut:

2119/3140-543210

Dieses Buch widmen wir
Gülay, Heide
und
unseren Kindern

Geleitwort

In den vergangenen 6 Jahren haben sich die beiden Autoren mit Methoden zur frühzeitigen Erkennung eines erhöhten Risikos der schwangerschaftsbedingten Hypertonie bzw. Gestose klinisch und experimentell befaßt. Sie griffen Hinweise aus der Literatur auf, erprobten und modifizierten einzelne Tests und verglichen deren Aussagekraft in der sekundären Prävention hypertensiver Komplikationen während der Schwangerschaft. Insbesondere beschäftigten sich die Autoren mit der von ihnen als Angiotensinbelastungstest benannten Methode, die intensiv überprüft und schließlich aufgrund der Erfahrungen bei über 350 Erstgebärenden vereinfacht werden konnte. Es konnte darüber hinaus belegt werden, daß die vaskuläre Empfindlichkeit gegenüber exogenem Angiotensin-II-amid durch verschiedene Pharmaka deutlich verändert werden kann. So hat sich beispielsweise gezeigt, daß sowohl L-Dopa als auch Theophyllin die Angiotensinempfindlichkeit vermindern können. Ein wesentlicher Aspekt der vorliegenden Studie ist jedoch die auf diesem Sektor neue Berechnung von Parametern der Voraussagekraft von Früherkennungsmethoden. Die Umsetzung der wissenschaftlichen Ergebnisse in die Praxis hat gezeigt, daß eine wöchentliche Blutdruckkontrolle bei Schwangeren mit auffällig hohem mittlerem arteriellem Druck im 2. Trimenon oder mit niedriger Angiotensinpressordosis eine frühzeitige Erkennung der schwangerschaftsbedingten Hypertonie bzw. leichten Gestose erlaubt, so daß der Übergang in eine schwere Gestose vermieden werden kann.

In den vergangenen Jahrzehnten sind nur wenige Arbeiten auf dem Gebiet der Gestoseforschung erschienen, die einen wesentlichen klinischen Fortschritt haben erkennen lassen. Die vorliegende Monographie gehört zu diesen Arbeiten. Aufgrund der Ausweitung der pathophysiologischen Kenntnisse ist es den Autoren gelungen, einen Durchbruch in der Früherkennung der Gestose zu erzielen.

Bonn, Sommer 1983 Prof. Dr. E. J. Plotz

Vorwort

„Jeder Mensch kann irren,
Unsinnige nur verharren im Irrtum"
(Cicero)

Die erhöhte Ansprechbarkeit der Arteriolen und damit des Blutdrucks gegenüber vasopressorischen Substanzen wie Angiotensin II ist in den letzten Jahren als möglicherweise wichtiger pathogenetischer Mechanismus bei der Entstehung der schwangerschaftsbedingten hypertensiven Komplikationen (Gestose/Präeklampsie) in den Vordergrund der Überlegungen gerückt. Die Analyse der einzelnen Faktoren, welche für die Zunahme der Gefäßansprechbarkeit verantwortlich sind, ist jedoch zum gegenwärtigen Zeitpunkt noch nicht abgeschlossen.

Obwohl die prognostisch ungünstigen schweren Formen der Gestose seltener geworden sind, stellen die hypertensiven Schwangerschaftskomplikationen weiterhin eine der Hauptursachen der Müttersterblichkeit und der perinatalen Mortalität dar. Weitere Fortschritte in der Prävention und Therapie dieser Erkrankung können erst dann erzielt werden, wenn die noch offenstehenden Fragen zur Entstehung der Gestose aufgeklärt werden und die Schwangeren, die voraussichtlich später an einer hypertensiven Komplikation erkranken werden, durch geeignete Methoden frühzeitig erkannt werden können.

Nach einer ausführlichen Darstellung der Nomenklatur und der Einteilung der hypertensiven Schwangerschaftskomplikationen sowie der bis 1983 veröffentlichten Literatur werden eigene Untersuchungen zu den wichtigsten Früherkennungsmethoden und zur medikamentösen Beeinflussung der Angiotensinempfindlichkeit in der Spätschwangerschaft beschrieben.

Herrn Professor Dr. E.J. Plotz danken wir für die großzügige Unterstützung und das stetige Interesse, mit dem er die beschriebenen Untersuchungen gefördert hat. Den Herren Professoren O. Bellmann, G. Leyendecker, W. Nocke sowie Herrn Dr. H. Schlebusch danken wir für die Zusammenarbeit bei den biochemischen Analysen. Die Durchführung der verschiedenen Studien wäre nicht möglich gewesen ohne die unermüdliche Kooperation unserer technischen Assistentinnen Cristina Checchin, Barbara Klein, Ilse Kroos und Karin Pfeiffer. Ferner gilt unser Dank dem Ministerium für Wissenschaft und Forschung des Landes Nordrhein-Westfalen und der Deutschen Forschungsgemeinschaft, die durch Sachbeihilfen die vorliegenden Untersuchungen ermöglicht haben (FA 8036 und FA 8824; Ka 426/2 – 5). Nicht zuletzt gilt unser Dank den zahlreichen Patientinnen, die sich für diese Untersuchungen zur Verfügung gestellt haben, sowie allen Kolleginnen und Kollegen, deren Kooperation die wissenschaftliche Arbeit sehr erleichtert hat.

Bonn und Hannover, August 1983 T. Öney H. Kaulhausen

Inhaltsverzeichnis

Abkürzungen

A I, A II	Angiotensin I, Angiotensin II
ABT	Angiotensinbelastungstest
ACTH	adrenokortikotropes Hormon
AMP	Adenosinmonophosphat
APD	Angiotensinpressordosis
cAMP	zyklisches Adenosinmonophosphat
Δp_d	Anstieg des diastolischen Blutdrucks[1] im Lagerungstest
DHP	Dihydroprogesteron
EDTA	Äthylendiamin-tetraazetat
KOMT	Katechol-O-methyl-Transferase
MAD	mittlerer arterieller Druck[1]
MAD-II-Wert	mittlerer arterieller Blutdruck[1], berechnet aus dem Mittelwert der im zweiten Schwangerschaftsdrittel gemessenen Blutdruckwerte
PA	Aldosteronkonzentration im Plasma
PG, (A, E, $F_{2\alpha}$)	Prostaglandin (A, E, $F_{2\alpha}$)
PRA	Plasmareninaktivität
PRC	Plasmareninkonzentration
PRL	Prolaktinkonzentration im Plasma bzw. Serum
PRS	Plasmareninsubstratkonzentration
RAS	Renin-Angiotensin-System
RAAS	Renin-Angiotensin-Aldosteron-System
RPF	renaler Plasmafluß
SD	Standardabweichung („standard deviation“)
SEM	Standardabweichung des Mittelwerts („standard error of mean“)
SSW	Schwangerschaftswoche
UBF	uteriner Blutfluß
$\bar{x}$	arithmetischer Mittelwert

[1] In diesem Buch in mmHg angegeben. Umrechnung in (SI-Einheit) Pascal: 1 mmHg = 133,322 Pa.

1 Einleitung

1.1 Nomenklatur

In der Literatur gibt es für die hypertensiven Schwangerschaftskomplikationen verschiedene Definitionen und unterschiedliche Einteilungsvorschläge, die jedoch bisher keine allgemeine Anerkennung gefunden haben. Die zahlreichen Bezeichnungen und Definitionen, z. T. für dasselbe Krankheitsbild, oder aber auch Empfehlungen, klinisch und morphologisch unterschiedliche Krankheitsbilder auf einen Nenner zu bringen, spiegeln die nach wie vor herrschenden Unklarheiten über die Ätiologie der hypertensiven Schwangerschaftskomplikationen wider.

Die immer noch häufig benutzten Bezeichnungen wie „Schwangerschaftstoxikose" oder „Toxämien" sind irreführend, da im Gegensatz zu der anfänglich herrschenden Auffassung weder ein Toxin, noch eine für die Entstehung der hypertensiven Schwangerschaftskomplikationen verantwortliche Substanz oder Substanzgruppe nachgewiesen werden konnte. Weitere Bezeichnungen, wie „Schwangerschaftsniere" oder „Nephropathia gravidarum", stellen die Niere ganz in den Mittelpunkt des Geschehens.

Die symptomatische Bezeichnung EPH-Gestose ist ein v. a. im deutschsprachigen Raum verbreiteter Begriff (E = „edema", P = „proteinuria", H = „hypertension"). Sie wird jedoch dem Krankheitsgeschehen u. E. nur unvollständig gerecht, da auch Organe wie Leber, Gehirn und Lunge an der Erkrankung beteiligt sein können. Es handelt sich vielmehr um eine schwangerschaftsspezifische Systemerkrankung, die am besten mit dem traditionellen, jedoch allgemeinen Ausdruck „Gestose" bezeichnet werden sollte; er schließt beispielsweise die Beteiligung des Zentralnervensystems mit ein, die in hohem Maße für die Müttersterblichkeit und perinatale Mortalität verantwortlich ist.

Bei einer rein symptomatischen Einteilung, wie sie auch von der „Organisation Gestose" empfohlen wurde [225], besteht weiterhin die große Gefahr, bei Vorliegen nur eines Symptoms (sog. „monosymptomatische P- oder H-Gestose") vorbestehende oder in der Schwangerschaft erworbene Nierenerkrankungen oder eine essentielle Hypertonie fälschlicherweise unter „Gestose" einzuordnen. So ist hiervon die isolierte Proteinurie in der Schwangerschaft ohne nachweisbare Nephropathie abzutrennen, die ein seltenes Ereignis darstellt und vorerst nicht mit Sicherheit zuzuordnen ist. Aufgrund der Änderungen der intrarenalen Hämodynamik und möglicherweise der vermehrten Durchlässigkeit der Glomerulusmembran für Proteine kann eine zeitweise Eiweißausscheidung von 250–300 mg täglich noch als physiologisch angesehen werden [89, 158]. Weiterhin wird häufig durch Scheiden- und

Harnwegsinfekte oder durch den in der Schwangerschaft vermehrten Fluor vaginalis eine Proteinurie vorgetäuscht.

Ähnliches gilt für die essentielle Hypertonie in der Schwangerschaft, die ohne zusätzliche Proteinurie oder Entgleisung der Hypertonie nicht der „Gestose“ zugeordnet werden darf.

Am schwierigsten ist es, das periphere Ödem unter den Begriff Gestose zu subsumieren (sog. „E-Gestose“). Aufgrund der klinischen Beobachtung, daß Patientinnen, v.a. mit schweren Formen der Gestose, häufig ausgeprägte periphere Ödeme und ein typisches, durch Wassereinlagerung aufgedunsenes „Präeklampsiegesicht“ haben können, wird die Ödembildung gelegentlich in den Mittelpunkt des Gestosegeschehens gebracht. Andererseits treten Ödeme häufig auch bei gesunden Schwangeren auf. So konnte Robertson [226] in einer prospektiven Studie keinen Zusammenhang zwischen der peripheren Ödembildung und der späteren Entwicklung einer Hypertonie in der Schwangerschaft feststellen (vgl. 2.2).

Weitere Untersuchungen in den vergangenen Jahren haben gezeigt, daß bei Schwangeren mit dem allgemeinen Symptom Ödem, das bisher teilweise der Gestose zugerechnet wurde, die perinatale Mortalität nicht erhöht, sondern eher vermindert ist [48, 284]. Ferner konnte belegt werden, daß das Neugeborenengewicht von Schwangeren mit Ödemen im Mittel statistisch signifikant höher ist als bei Schwangeren ohne Ödembildung [226, 272]. In weiteren Untersuchungen wurde nachgewiesen, daß durch Gabe von Diuretika [41, 151, 298] oder durch eine 1200-Kalorien-Diät [41] der Entwicklung einer Gestose nicht vorgebeugt werden konnte. Aus diesen Gründen wird das alleinige periphere Ödem ohne begleitende Hypertonie oder Proteinurie heute als sicheres Gestosezeichen weitgehend abgelehnt.

Eine weitere Unsicherheit in der Nomenklatur stellen die vorwiegend von angloamerikanischen Autoren benutzten Bezeichnungen wie „schwangerschaftsbedingte Hypertonie“ („pregnancy-induced hypertension“) und „Präeklampsie“ dar. Je nach Arbeitsgruppe kann unter diesen Ausdrücken eine Kombination von Hypertonie und Proteinurie (proteinurische Hypertension bzw. Gestose/Präeklampsie) oder lediglich eine erstmals in der Schwangerschaft beobachtete Hypertonie ohne Proteinurie verstanden werden. Der angloamerikanische Ausdruck „pre-eclampsia“ entspricht gewöhnlich dem deutschen Wort „Gestose“ und nicht dem Stadium der drohenden Eklampsie (Präeklampsie).

Da die Blutdruckerhöhung das Leitsymptom der Gestose ist, haben wir die Bezeichnung „hypertensive Komplikationen in der Schwangerschaft“ gewählt. Eine Einteilung dieser Komplikationen wird im folgenden dargestellt und für die Auswertung der eigenen Untersuchungen zugrunde gelegt.

1.1.1 Einteilung der hypertensiven Komplikationen in der Schwangerschaft nach ätiologischen Gesichtspunkten

Die neue Definition der hypertensiven Komplikationen in der Schwangerschaft, die vom „Committee on Terminology of the American College of Obstetrics and Gynecologists“ empfohlen wurde [123], ermöglicht eine praktische und einfache Einteilung (Tabelle 1), die folgende ätiologisch unterschiedliche Hochdruckformen in der Schwangerschaft unterscheidet.

Tabelle 1. Einteilung der hypertensiven Komplikationen in der Schwangerschaft nach ätiologischen Gesichtspunkten

a) Hochdruckformen, die schwangerschaftsabhängig sind	b) Hochdruckformen, die von der Schwangerschaft unabhängig (vorbestehend) sind
– Schwangerschaftsbedingte Hypertonie	– Essentielle Hypertonie
– Transitorische Hypertonie	– Sekundäre Hochdruckkrankheiten
– Gestose	α) Chronische Glomerulonephritis
– Pfropfgestose	β) Chronische Pyelonephritis
– Eklampsie	γ) Nierenarterienstenose
	δ) Endokrine Hochdruckformen
	δ_1) Primärer Hyperaldosteronismus
	δ_2) Phäochromozytom
	δ_3) Cushing-Syndrom

a) Hochdruckformen, die schwangerschaftsabhängig sind

- **Schwangerschaftsbedingte Hypertonie** („gestational hypertension") ist das Vorkommen einer Hypertonie erstmals in der Schwangerschaft oder während der ersten 24 h post partum bei einer vor der Schwangerschaft bekanntermaßen normotonen Patientin. Proteinurie oder hochdruckbedingte Gefäßschäden liegen bei diesen Patientinnen nicht vor. Der erhöhte Blutdruck normalisiert sich in den ersten 10 Tagen nach der Entbindung.
- **Transitorische Hypertonie** („late" oder „transient hypertension"). Es handelt sich um eine vorübergehende Blutdruckerhöhung unter der Entbindung und im Frühwochenbett ohne sonstige Gestosesymptome. In der Regel liegt eine leichte schwangerschaftsbedingte Hypertonie vor.
- **Gestose** („pre-eclampsia") ist die Entwicklung einer schwangerschaftsbedingten Hypertonie mit signifikanter Proteinurie nach der 20. Schwangerschaftswoche (SSW). Selten tritt eine Gestose auch vor der 20. SSW auf, wenn gleichzeitig eine Trophoblasterkrankung besteht. In der Regel erkranken Erstgebärende. Das Synonym „Präeklampsie" wird besonders in den angloamerikanischen Ländern verwendet und soll die jederzeit drohende Gefahr eines eklamptischen Anfalls zum Ausdruck bringen, unabhängig davon, wie ausgeprägt die einzelnen Symptome sind. Im deutschen Sprachraum wird der Begriff „Präeklampsie" allerdings nur für die schwere Gestose mit zentralnervösen Symptomen bzw. drohender Eklampsie benutzt (vgl. 1.1.2).
- **Pfropfgestose** bedeutet die Entwicklung einer Gestose bei einer Schwangeren mit vorbestehender chronischer Hypertonie oder Nierenerkrankung.
- **Eklampsie** ist das Auftreten von einem oder mehreren Krampfanfällen als Folge einer Gestose, sofern eine Epilepsie ausgeschlossen werden kann.

b) Hochdruckformen, die von der Schwangerschaft unabhängig (vorbestehend) sind

Erhöhte Blutdruckwerte vor der 20. SSW müssen als Hinweis auf eine vorbestehende Hypertonie betrachtet werden, da im 1. und zu Beginn des 2. Trimenons in der Regel auch bei Patientinnen mit vorbestehender Hypertonie normale Blutdruckwerte gemessen werden (vgl. 2.1). Der hohe Blutdruck persistiert bei diesen Patientinnen auch über den 42. postpartalen Tag hinaus.

- **Essentielle Hypertonie**
- **Sekundäre Hochdruckkrankheiten**
  Bei dieser Gruppe handelt es sich um chronische Glomerulonephritiden oder Pyelonephritiden, sehr selten um Nierenarterienstenosen und endokrine Hochdruckformen, wie primärer Hyperaldosteronismus (Conn-Syndrom), Phäochromozytom oder Cushing-Syndrom.

Folgende Definitionen müssen zusätzlich berücksichtigt werden:

1) Die *Hypertonie* wird in der Schwangerschaft definiert als eine Blutdruckerhöhung auf Werte von mindestens 140 mmHg systolisch oder 90 mmHg diastolisch, die unter stationären Bedingungen mindestens 2mal im Abstand von mindestens 6 h gemessen wurde. Die Hypertonie wird i. allg. zusätzlich als eine systolische Druckerhöhung von mindestens 30 mmHg oder eine diastolische Druckerhöhung von mindestens 15 mmHg im Vergleich zu den Ausgangswerten definiert.
2) *Proteinurie* wird definiert als Eiweißausscheidung im Urin von mehr als 0,3 g während einer 24stündigen Sammelperiode bzw. „1 +" oder mehr in 2 zufällig gewonnenen Mittelstrahl- oder Katheterurinproben im Abstand von mindestens 6 h, wenn die „Streifentestmethode" zugrunde gelegt wird, sofern ein Harnwegsinfekt oder sekundäre Verunreinigungen ausgeschlossen werden können.

1.1.2 Einteilung nach Schweregraden

Zur klinischen Einschätzung und zur Auswertung des eigenen Datenmaterials ist eine zusätzliche Einteilung der hypertensiven Komplikationen in der Schwangerschaft nach Schweregraden erforderlich. Da auch hier keine allgemein akzeptierte Klassifikation besteht, wird an dieser Stelle die in der Universitäts-Frauenklinik Bonn benutzte Einteilung wiedergegeben [139]:

- **Leichte Gestose**
  a) Ruheblutdruck: RR 140–160/90–100 mmHg;
  b) Proteinurie: höchstens „Spur"; d. h. (+) mit der Streifentestmethode. Die Nierenfunktion ist bei der leichten Gestose nicht eingeschränkt.
- **Mittelschwere Gestose**
  a) Ruheblutdruck: mindestens 2mal über 160/100 mmHg jedoch nicht über 180/110 mmHg;
  b) Proteinurie: 0,3–3,0 g im 24-h-Urin.
- **Schwere Gestose**
  a) Ruheblutdruck: mehrfach über 180/110 mmHg;
  b) Proteinurie: über 3,0 g im 24-h-Urin.
  Bei der schweren Gestose findet sich häufig eine Einschränkung der Nierenfunktion.
- **Präeklampsie**
  Gestose mit sicheren zentralen Symptomen wie erheblich gesteigertem Patellarsehnenreflex, evtl. Klonus auslösbar; Augenflimmern; Ohrensausen; starke

Kopfschmerzen, besonders wenn diese von einem Spasmus der Netzhautarteriolen begleitet sind; nicht anderweitig erklärbare Oberbauchschmerzen; Erbrechen.
- **Eklampsie**
Tonisch-klonische Krampfanfälle bei Gestose, wenn keine Epilepsie vorbesteht.

Aus dieser Einteilung geht hervor, daß das periphere Ödem, die abnorme Gewichtszunahme und die Ergebnisse der klinisch-chemischen Bestimmungen bis auf die Proteinurie für die objektive Einteilung nach Schweregraden nicht herangezogen werden.

1.2 Problemstellung

Die hypertensiven Komplikationen in der Schwangerschaft gehören zu den schwersten Erkrankungen während der Gestation. Obwohl die Angaben über ihre Häufigkeit in der Literatur erheblich differieren, erscheint eine durchschnittliche Häufigkeit von etwa 10% realistisch [48, 58, 303]. Die beträchtlichen Unterschiede in den Statistiken einzelner Länder und Kliniken sind z.T. auf die genannten Schwierigkeiten in der Definition der Gestose sowie auf die unterschiedliche prozentuale Verteilung von Erst- und Mehrgebärenden in den einzelnen Institutionen zurückzuführen, da diese Schwangerschaftskomplikationen bei Erstgebärenden häufiger auftreten.

Nicht zuletzt sind die Intensität der medizinischen Betreuung und der sozioökonomische Status der Bevölkerung wesentliche Faktoren, welche die Häufigkeit v.a. der schweren Formen der Gestose beeinflussen, da unter ungünstigen Bedingungen die leichten Formen der Gestose nicht frühzeitig erfaßt und behandelt werden können. Die schweren Formen dieser Erkrankung stellen eine der Hauptursachen der Frühgeburtlichkeit und der perinatalen Mortalität dar. So rechnete man z.B. in den USA 1973 etwa mit 10000 perinatalen Todesfällen als Folge von hypertensiven Schwangerschaftskomplikationen [48]. Die häufig in Begleitung der Gestose auftretende Plazentainsuffizienz [14, 127, 160] führt zur intrauterinen Wachstumsretardierung und nicht selten zum intrauterinen Fruchttod. Die hohe Frühgeburtenrate resultiert aus einer häufig notwendig werdenden vorzeitigen Terminierung der Schwangerschaft, da es keine kausale Behandlung der Gestose gibt und die Entbindung die einzige, letztlich „kausale“ Therapie der Gestose und Pfropfgestose darstellt.

Der Einsatz standardisierter und effektiver Therapieverfahren sowie Fortschritte bei den intensivmedizinischen Überwachungsmaßnahmen haben den tödlichen Ausgang bei Präeklampsie und Eklampsie vermindert [48, 208]. Die Müttersterblichkeit wird dennoch erheblich durch die hypertensiven Schwangerschaftskomplikationen belastet. So machten z.B. in den USA 443 Eklampsietodesfälle zwischen den Jahren 1968 und 1975 ca. 9% der gesamten Müttersterblichkeit aus [230]. In der Bundesrepublik Deutschland steht die Gestose seit 1968 hinter den Blutungen während der Schwangerschaft und im Wochenbett an zweiter Stelle der Müttersterblichkeit (Abb. 1). Nach Abzug der Extrauteringravidität als Ursache der Müttersterblichkeit steht die Gestose bei den mütterlichen Todesursachen in der Spätschwangerschaft sogar an erster Stelle.

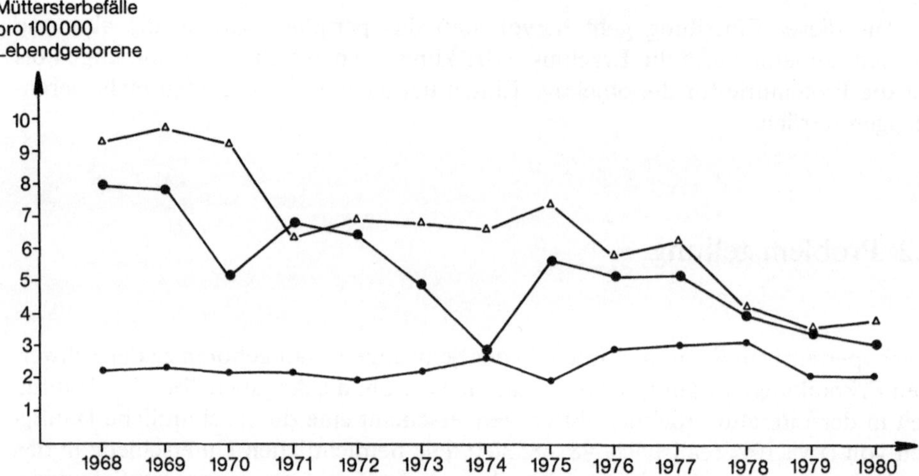

Abb. 1. Die wichtigsten Ursachen der Müttersterblichkeit in der Bundesrepublik Deutschland 1968–1980 (nach Angaben des Statistischen Bundesamtes, Wiesbaden). (△—△ Blutungen, ●—● hypertensive Komplikationen, •—• Infektionen)

Die klinische Erfahrung hat gezeigt, daß bei einem großen Teil der Patientinnen mit einer schweren Form der Gestose die Schwangerenvorsorge nicht ausreichend war (z. B. große Abstände der Untersuchungen im letzten Trimenon oder Verkennung eines signifikanten Blutdruckanstiegs). Eine weitere Senkung der Häufigkeit der schweren Gestoseformen erscheint deshalb am ehesten dadurch möglich, daß durch Anwendung geeigneter Untersuchungsmethoden diejenigen Schwangeren frühzeitig und mit ausreichender Treffsicherheit erkannt werden, die ein erhöhtes Risiko haben, im weiteren Verlauf der Schwangerschaft an einer Gestose zu erkranken.

Mehrere Tests zur Früherkennung der hypertensiven Schwangerschaftskomplikationen wurden in der Vergangenheit beschrieben. Beinahe alle mußten wegen ungenügender Aussagekraft oder zu großen methodischen Aufwands aufgegeben werden (vgl. 2.5). Im ersten Teil der eigenen Untersuchungen sollen aufgrund unserer Erfahrungen 4 neue Methoden zur Früherkennung von hypertensiven Komplikationen in der Schwangerschaft beschrieben und die Ergebnisse diskutiert werden.

Eine weitere Abnahme der Häufigkeit dieser schwangerschaftsspezifischen Erkrankung ist ferner dann zu erwarten, wenn die noch offenstehenden Fragen zur Entstehung der Gestose aufgeklärt werden können. Hierzu werden im folgenden (vgl. 2.2) die wichtigsten Theorien zusammenfassend dargestellt. Sie werden nach Möglichkeit auch aufgrund eigener Untersuchungen kritisch diskutiert.

Der z. Z. aktuellste Aspekt in den pathophysiologischen Überlegungen zur Entstehung der Gestose ist die Zunahme der Ansprechbarkeit der Arteriolen und somit des Blutdrucks gegenüber vasopressorischen Substanzen wie Angiotensin II (vgl. 2.4). Im zweiten Teil dieser Arbeit (Kap. 4.2 und 5.2) werden anhand eigener Untersuchungen die Aspekte, die möglicherweise für diese Veränderung der Gefäßansprechbarkeit verantwortlich sein können, beschrieben und diskutiert.

2 Der heutige Wissensstand

2.1 Einfluß der Schwangerschaft auf den arteriellen Blutdruck

Während der normalen Schwangerschaft treten physiologischerweise erhebliche hämodynamische Veränderungen auf. So nimmt z. B. das Plasmavolumen durchschnittlich um 1,5 l zu und erreicht sein Maximum um die 32. SSW. Da das Volumen der zellulären Bestandteile nur unwesentlich zunimmt, resultiert ein Verdünnungseffekt, der an einer progredienten Erniedrigung des Hämatokrits erkennbar wird [130].

Das erhöhte Herzminutenvolumen, begleitet von einem deutlich erniedrigten peripheren Widerstand, hat einen erhöhten regionalen Blutfluß zur Folge und erleichtert damit auch die uteroplazentare Durchblutung [13]. Obwohl die Messung des Herzminutenvolumens als empfindliche Kreislaufgröße gerade bei Schwangeren zahlreichen Störeinflüssen unterworfen ist, erscheint die Schlußfolgerung berechtigt, daß es vom Beginn der Schwangerschaft an bis zur 16.–20. SSW kontinuierlich um ca. 20–30% gegenüber den Nichtschwangeren zunimmt [130]. Danach bleibt der relativ hohe Wert erhalten, und erst während der letzten 2 Monate wird ein Rückgang um ca. 10% beobachtet. Die Abnahme des Herzminutenvolumens in den letzten Schwangerschaftsmonaten könnte dadurch bedingt sein, daß der vergrößerte Uterus den Blutrückstrom aus der unteren Körperhälfte behindert und so das effektiv zirkulierende Blutvolumen reduziert. Es konnte belegt werden, daß die Abnahme des Herzminutenvolumens gegen Ende der Gestation ausbleibt oder weniger ausgeprägt ist, wenn Schwangere in Seitenlage untersucht wurden [154, 273].

Die Zunahme des Herzminutenvolumens ist hauptsächlich durch 2 Faktoren bedingt. Die Pulsfrequenz steigt mit fortgeschrittener Schwangerschaft um durchschnittlich 15/min an [126]. Weiterhin kommt es durch die vermehrte Füllung des Herzens und durch das vergrößerte Blutvolumen zu einer Zunahme des Schlagvolumens [130].

Der Gesamtgefäßwiderstand ist eine aus Herzminutenvolumen und Blutdruck errechnete Größe, die einen Anhaltspunkt für die regionalen Gefäßwiderstände in den verschiedenen Organen abgibt. Infolge der zusätzlichen Blutversorgung des Uterus und der Plazenta während der Gravidität nimmt die Ausdehnung der peripheren Blutstrombahn erheblich zu. Es konnte gezeigt werden, daß durch eine Weitstellung der Gefäße der periphere Gesamtwiderstand schon ab der 14. bis zur 24. SSW kontinuierlich abnimmt [15, 46, 130, 210]. Der periphere Widerstand verhält sich also umgekehrt proportional zum Herzminutenvolumen, so daß eine zusätzliche Herzbelastung verhindert wird. Die Ursache für die zugrundeliegende

Vasodilatation kann mit der allgemeinen, progesteronbedingten Gefäßerweiterung begründet werden.

Die Höhe des Blutdrucks ist unmittelbar abhängig vom Herzminutenvolumen und vom Gesamtwiderstand. Ihrer exakten Bestimmung kommt im Hinblick auf das Krankheitsbild der Gestose eine äußerst wichtige Rolle zu. Die genaue Bestimmung des Blutdrucks ist jedoch nicht unproblematisch. Die Veränderungen des Blutdrucks in der normalen Schwangerschaft sind schon vielfach untersucht worden. Den meisten dieser Untersuchungen haftet der Nachteil an, daß sie keine longitudinalen Verlaufsbeobachtungen darstellen. Bei Querschnittsuntersuchungen sind die Resultate jedoch von verschiedenen Zufallsfaktoren abhängig. Weiterhin spielen methodische Probleme eine Rolle. Vor allem die älteren Untersuchungen über das Verhalten des Blutdrucks in der Schwangerschaft beruhen auf Messungen mit unblutigen Meßmethoden unter nicht einheitlichen Bedingungen. Auf die methodische Problematik der Blutdruckmessung unter besonderer Berücksichtigung der Schwangerschaft und der lagebedingten Veränderungen wird unter 3.4.1 eingegangen.

Unter Vorbehalt der methodischen Zweifel konnten mehrere Untersucher bereits in den 20er Jahren einen Abfall des diastolischen Blutdrucks in der ersten Schwangerschaftshälfte nachweisen [11, 29, 106, 110]. Am Ende der Gestation wurde dann ein leichter Anstieg beobachtet. Der systolische Blutdruck fiel im Vergleich zum diastolischen Blutdruck geringer ab oder blieb unverändert.

Diese Feststellungen wurden in neuerer Zeit durch prospektive Untersuchungen bei Erstgebärenden unter Anwendung standardisierter Verfahren belegt. So konnte Schwarz 1964 [236] an einer Gruppe von 83 normotonen Schwangeren zeigen, daß der diastolische Blutdruck in der Frühschwangerschaft abfiel und dann bis zur Geburt über seinen Ausgangswert vor der Schwangerschaft hinaus kontinuierlich anstieg. Dagegen blieb der systolische Blutdruck im Verlauf der Gravidität weitgehend konstant. In einer späteren, ebenfalls prospektiven Studie von MacGillivray et al. [166] wurden die niedrigsten systolischen und diastolischen Blutdruckwerte zwischen der 16. und 20. SSW festgestellt. Im weiteren Verlauf der Schwangerschaft kam es zum kontinuierlichen Anstieg beider Meßgrößen. Der Anstieg des systolischen Blutdrucks war jedoch im Vergleich zu dem diastolischen Blutdruckanstieg wesentlich geringer. Kürzlich konnten Page u. Christianson [196] anhand der Auswertung der Blutdruckmeßwerte von annähernd 15000 Schwangeren zeigen, daß der mittlere arterielle Blutdruck im 1. und zu Beginn des 2. Trimenons stetig abfällt, in der 22. SSW den niedrigsten Wert erreicht und dann bis zur Entbindung wieder ansteigt.

Der zirkadiane Rhythmus des Blutdrucks bleibt auch in der normalen Schwangerschaft erhalten [180, 240]. Die höchsten Werte werden nachmittags und die tiefsten während des Schlafs gemessen. Patientinnen mit vorbestehender Hypertonie zeigen keine Veränderung dieses Rhythmus, auch wenn sie mit Antihypertensiva behandelt werden. Bei schwerer schwangerschaftsbedingter Hypertonie und Gestose ist dieser nächtliche Abfall des Blutdrucks weniger ausgeprägt oder aufgehoben. Redman et al. [218] berichteten kürzlich, daß es bei schwerer Präeklampsie sogar zu einer Umkehr des zirkadianen Rhythmus kam, und sie konnten bei diesen Patientinnen nachts während des Schlafs im Mittel höhere Blutdruckwerte als tagsüber nachweisen.

2.2 Pathophysiologie der Gestose

In den letzten 50 Jahren sind zahlreiche Hypothesen über die Entstehung dieser schwangerschaftsspezifischen Erkrankung aufgestellt worden. Die sehr unterschiedlich auftretende Symptomatik hat es jedoch bisher nicht möglich gemacht, eine akzeptable einheitliche Erklärung zu finden, die einen kausalen Zusammenhang zwischen allen Gestosesymptomen herstellt und gleichzeitig die Ursachen des Krankheitsgeschehens verständlich werden läßt. Die hypertensiven Schwangerschaftskomplikationen stellen wahrscheinlich ein multiätiologisches Leiden dar, zu dessen Auslösung mehrere Faktoren notwendig sind.

Im folgenden werden die wichtigsten Überlegungen zur Entstehung der Gestose dargestellt.

2.2.1 Toxine und vasopressorische Substanzen

Obwohl die früheren, oft rein spekulativen Theorien über die Entstehungsursachen der Gestose pressorische („toxische") Substanzen in den Vordergrund gestellt haben, die v. a. in der ischämischen uteroplazentaren Einheit entstehen sollen, konnte eine solche Substanz in der Plazenta oder mütterlichen Blutbahn bisher nicht identifiziert werden. Von Hunter u. Howard [124] wurde zwar eine pressorische Substanz aus der Dezidua und dem Fruchtwasser isoliert und als „Hysterotonin" bezeichnet; diese ist aber möglicherweise mit dem später in der Plazenta und im Uterus nachgewiesenen Enzym Renin identisch [101, 114]. Andererseits konnten Gomel u. Hardwick [99] in einer ähnlichen Versuchsanordnung die Ergebnisse von Hunter u. Howard [124] nicht reproduzieren. Im Gegensatz zu den älteren Versuchen der Blutübertragung von Patientinnen mit Gestose auf gesunde Schwangere, bei denen keine „Toxikose-" oder „Vergiftungssymptome" beobachtet wurden [38], führten Autotransfusionen mit vor der Entbindung entnommenem Blut zum erneuten Blutdruckanstieg, wenn den Patientinnen das Blut nach Abklingen der Gestosesymptome, gewöhnlich 6 Tage post partum, retransfundiert wurde [266].

2.2.2 Uteroplazentare Minderdurchblutung

Die oben erwähnte Vermutung, daß eine pressorische Substanz aus der ischämischen Plazenta für die Entstehung der Gestose verantwortlich sein könnte, rückte die bei schweren Formen der Gestose häufig nachweisbare uteroplazentare Minderdurchblutung [14, 127, 160] in den Mittelpunkt der Überlegungen. Wichtig erscheinen die von Robertson et al. [228] durchgeführten Untersuchungen an Gefäßen des Plazentabettes. Sie konnten zeigen, daß in der normalen Schwangerschaft nicht nur die myometralen, sondern bis zu einem gewissen Grad auch die uterinen Gefäße eine Weitstellung aufweisen. Bei Gestosen konnte diese nur im Bereich der dezidualen Gefäße gefunden werden.

Die Theorie einer primären plazentaren Durchblutungsinsuffizienz als Ursache der Gestose wurde in den letzten beiden Jahrzehnten durch umfangreiche tierexperimentelle Untersuchungen unterstützt [3–5, 22, 42, 43, 98, 113]. Bei verschiedenen Tiergattungen wurde die Blutzufuhr zum Uterus durch unterschiedliche Verfahren gedrosselt (Clips oder Klammern, Einlegen eines Ballons in das schwangere Uterushorn, Anlegen von Z-Nähten durch die Uteruswand und die Plazenta, Drosselung der uterinen Arterien oder der Aorta unterhalb des Abganges der Nierenarterie) und dadurch eine plazentare Ischämie erzeugt. Berger u. Cavanagh [22] konnten als erste zeigen, daß bei trächtigen Kaninchen nach manueller Kompression eines Uterushorns oder nach Anlegen von Z-Nähten durch die Uteruswand an der Haftstelle der Plazenta der Blutdruck innerhalb von wenigen Minuten anzusteigen begann. Nach Drosselung der uterinen Blutzufuhr bei nichtträchtigen Tieren oder wenn die Z-Nähte außerhalb der Plazentahaftstelle durch die Uteruswand gelegt wurden, trat keine Blutdruckerhöhung auf. Daß es sich dabei nicht um eine renale Hypertonie handelte, konnte belegt werden, nachdem die gleichen Ergebnisse auch bei nephrektomierten Tieren erzielt worden waren. Besonders interessant sind die von Cavanagh et al. [42, 43] und von Abitbol et al. [3–5] durchgeführten Untersuchungen bei trächtigen Affen, Kaninchen und Hündinnen. Nach Drosselung der uterinen Blutzufuhr durch Konstriktion der Aa. uterinae oder der Aorta konnten sie nicht nur eine Hypertonie und Proteinurie, sondern auch hämodynamische und morphologische Veränderungen an den Nieren nachweisen, die dem Bild einer Gestose beim Menschen entsprachen.

Die Drosselungsversuche bei trächtigen Tieren lassen den Schluß zu, daß in Anlehnung an den Goldblatt-Mechanismus der Niere von einer minderdurchbluteten Plazenta pressorische Substanzen abgegeben werden. Diese Theorie konnte ebenfalls durch Berger u. Cavanagh [22] erhärtet werden, die gezeigt haben, daß Bluttransfusionen von einem nephrektomierten graviden Kaninchen, das infolge plazentarer Ischämie einen Bluthochdruck entwickelt hatte, bei einem nichtträchtigen Kaninchen als Empfängertier ebenfalls eine Hypertonie auslöste.

Hodari [113] konnte bei trächtigen Hündinnen durch Drosselung der Aa. uterinae ähnliche Resultate nachweisen und postulierte, daß bedingt durch die chronische Ischämie entweder in der Plazenta oder in der fetalen Niere vermehrt Renin produziert wird, welches wiederum bei der Mutter den Blutdruck erhöht. Es ist bekannt, daß In-vitro-Kulturen von Chorion wesentlich höhere Konzentrationen von Renin beinhalten als das mütterliche Plasma [256]. Es ist jedoch unklar, welche In-vivo-Rolle dem uterinen Renin in der Gravidität zukommt. Es erscheint auch unwahrscheinlich, daß das hochmolekulare fetale Renin (Molekulargewicht ca. 43 000) die Plazentaschranke überschreiten kann. Weiterhin konnte in der Zwischenzeit belegt werden, daß das Renin-Angiotensin-Aldosteron-System (RAAS) im Vergleich zur normalen Schwangerschaft bei Gestose eher supprimiert ist (vgl. 2.3.2).

Trotz dieser vielfältigen tierexperimentellen Untersuchungen, die die Bedeutung der uteroplazentaren Ischämie bei der Entstehung der Gestose unterstreichen, sind noch mehrere Fragen ungeklärt. Aus klinischer Sicht sei bemerkt, daß die plazentare Mangeldurchblutung wahrscheinlich nicht allein gestoseauslösend wirkt, sondern dazu noch andere Faktoren hinzukommen müssen; denn Schwangerschaften mit intrauteriner Mangelentwicklung, die z. T. mit dem intrauterinen Absterben des Feten einhergehen, weisen keinesfalls eine erhöhte Gestosefrequenz auf. Andererseits ist bekannt, daß schwere Gestosen öfters mit wachstumsretardierten Feten einhergehen. Es ist nicht entschieden, ob die Minderdurchblutung der Plazenta die Ursache oder nur eine Folge der generalisierten Vasokonstriktion bei Gestose ist.

2.2.3 Nierentheorie

Die Feststellung einer Proteinurie bei Gestose geht bis auf die Untersuchungen von Lever im Jahre 1843 zurück [156]. Da Patientinnen mit vorbestehender Hypertonie oder Nierenerkrankung häufiger eine Gestose haben als gesunde Frauen, und nachdem bei Gestose durch Untersuchungen post mortem auch morphologische Veränderungen der Nieren nachgewiesen wurden, wurde dieses Organ häufig als Ursache der Gestose in den Vordergrund gestellt. Die Vielfalt dieser morphologischen Veränderungen kann heute anhand der nierenbioptischen Ergebnisse weitgehend überblickt werden. Begriffe wie „Schwangerschaftsniere“ oder „Nephropathia gravidarum“ werden demnach abgelehnt, da die Untersuchungen gezeigt haben, daß die Niere wie andere parenchymatöse Organe nur sekundär beteiligt ist.

Man unterscheidet bei den hypertensiven Komplikationen in der Schwangerschaft hauptsächlich 2 Formen von morphologischen Nierenveränderungen. Die erste Gruppe zeichnet sich durch eine auffällige Verengung der glomerulären Kapillarlumina aus, welche durch eine Schwellung der Endothelzellen bedingt ist. Die Glomerula erscheinen geschwollen und ischämisch. Spargo et al. [248] führten für diese Veränderungen erstmals die Bezeichnung „glomeruläre Endotheliose“ ein. Diese Veränderungen wurden später von mehreren Untersuchern bestätigt, so daß die glomeruläre Endotheliose heute als pathognomonische Nierenveränderung bei Erstgebärenden mit Gestose anerkannt wird (sog. „echte“, „genuine“ oder „primäre“ Gestose).

In einer zweiten Gruppe findet man entweder zusätzlich zu diesen typischen Veränderungen oder primäre, überwiegend vaskuläre Veränderungen, wie z. B. Arteriolosklerosen der intrarenalen Gefäße mit Wandverdickungen und Einlagerung von hyalinem Material sowie alte, obliterierte Glomerula. Dabei handelt es sich um Befunde, die für ein präexistentes chronisches Gefäß- oder Nierenleiden typisch sind (sog. „Pfropfgestosen“). So machte bereits McCartney [162] die Feststellung, daß bei 15 von 62 Erstgebärenden, bei denen klinisch eine Präeklampsie diagnostiziert worden war, die typischen morphologischen Veränderungen einer Gestose nicht vorhanden waren. Diese Patientinnen hatten eine chronische Nierenerkrankung. Lediglich bei einer Schwangeren mit chronischer Nierenerkrankung war zugleich eine kapilläre Endotheliose nachzuweisen. In der Gruppe von 152 Mehrgebärenden war der Anteil von Schwangeren mit einer chronischen Nierenerkrankung deutlich größer.

Weitere Biopsiebefunde von Smythe et al. [246], Dennis et al. [62] und Fisher et al. [88] haben bestätigt, daß die morphologischen Veränderungen, die für eine „echte“ Gestose typisch sind, vorwiegend bei Erstgebärenden vorkommen. Dagegen findet man bei Mehrgebärenden chronisch vaskuläre Veränderungen. Abweichend von diesen Ergebnissen berichteten kürzlich Beller et al. [20], daß in einem Kollektiv von 31 Erst- und 29 Mehrgebärenden mit einer Präeklampsie lediglich 7 bzw. 2 Patientinnen die typischen morphologischen Veränderungen aufwiesen. Ferner haben die bioptischen Untersuchungen gezeigt, daß post partum eine sehr rasche Rückbildung der spezifischen morphologischen Veränderungen erfolgt [78, 162, 246, 248]. Dies steht in Übereinstimmung mit der klinischen Erfahrung, daß eine deutliche Besserung der Gestosesymptome bei Patientinnen ohne vorbestehende Erkrankung bereits in den ersten Tagen nach der Entbindung eintritt, wogegen bei Patientinnen mit vorbestehender Erkrankung die Proteinurie und/oder Hypertonie über das frühe Wochenbett hinaus persistieren. Aufgrund dieser Befunde kann gesagt werden, daß nach sog. „echten" Gestosen Restschäden an den Nieren nicht vorkommen. Man ist heute der Auffassung, daß bei bleibenden morphologischen Veränderungen bzw. nachweisbaren Funktionsstörungen der Nieren post partum in aller Regel eine vorbestehende Nierenerkrankung vorliegt.

2.2.4 Endokrinologische Veränderungen

Bei Beurteilung der endokrinen Veränderungen bei Gestose wurde häufig zwischen Ursache und Folge nicht unterschieden. Erhöhte Serumkonzentrationen von wasserretinierenden Hormonen wie Deoxykortikosteron [34, 199, 297], Kortisol [142, 269, 297] und Aldosteron [269, 291, 297] konnten bei Gestose nicht nachgewiesen werden. Die Veränderungen der Aktivität des Renin-Angiotensin-Aldosteron-Systems bei Gestose werden unter 2.3 ausführlich diskutiert. Neuerdings gibt es Hinweise, daß die Gestose mit einer erhöhten Prolaktinsekretion in Zusammenhang gebracht werden kann (vgl. 4.2.6).

Obwohl es andererseits bei Gestose auch zu einer verminderten Konzentration mehrerer Hormone im mütterlichen Blut oder deren Ausscheidungsprodukten im Harn kommt, konnte bislang ein für die Gestose typisches endokrinologisches Muster nicht nachgewiesen werden. Die oft beobachtete Abnahme der Östrogenproduktion der fetoplazentaren Einheit, der Progesteronproduktion sowie des plazentaren Laktogens sind lediglich für die Beurteilung der Plazentafunktion bei Gestose von Bedeutung.

2.2.5 Prostaglandine

Auf die mögliche Bedeutung der Prostaglandine in der Pathogenese der Gestose hat Speroff schon 1973 hingewiesen [249]. Er hat folgende Hypothese postuliert: Bei aus verschiedenen Gründen auftretender, relativer Verminderung der uteroplazentaren Durchblutung kommt es zu einer gesteigerten Bildung von Renin und Angiotensin, das in den mütterlichen Kreislauf gelangt und zu einer erhöhten peripheren Resistenz führt. Durch die erhöhte Angiotensinproduktion ausgelöst, werden vom Uterus vermehrt Prostaglandine gebildet, die die Resistenz des uteroplazentaren Gefäßbettes herabsetzen. Das Auftreten der Gestosesymptome könnte hiernach durch eine verminderte Prostaglandinwirkung zustande kommen.

Terragno et al. [267] konnten bei anästhesierten Hündinnen nachweisen, daß die intravenöse Applikation von Angiotensin II einerseits zum erwarteten Blutdruckanstieg führt, andererseits aber gleichzeitig den uterinen Blutfluß signifikant erhöht. Bei allen 9 Versuchstieren wurden zum Zeitpunkt der maximalen Erhöhung des uterinen Blutflusses auch erhöhte Konzentrationen von Prostaglandin E (PGE) im uterinen Venenblut festgestellt. Durch weitere tierexperimentelle Untersuchungen wurde diese Beobachtung bestätigt [85, 250, 268].

Ferner stellten Alam et al. [8] in homogenisierten Plazenten von Gestosepatientinnen niedrigere Konzentrationen von PGE-Metaboliten fest; zwischen dieser Erniedrigung und dem Schweregrad der Erkrankung bestand ein direkter Zusammenhang. In einer späteren Studie konnten Demers u. Gabbe [61] nachweisen, daß die Konzentration des gefäßerweiternden Prostaglandins PGE_1 im Plazentagewebe bei Gestose im Vergleich zum Normalkollektiv erniedrigt war; die Gewebskonzentrationen des vasokonstriktorischen Prostaglandins $PGF_{2\alpha}$ waren dagegen deutlich erhöht. Im Gegensatz zu diesen Untersuchungen konnten Hillier u. Smith [111] jedoch keine signifikanten Unterschiede zwischen den mittleren Konzentrationen von PGE (PGE_1 und PGE_2) und $PGF_{2\alpha}$ in den homogenisierten Plazentaproben von normotensiven Schwangeren einerseits und von Patientinnen mit Gestose oder Hypertonie andererseits nachweisen.

Hier sei erwähnt, daß die Prostaglandine auch in der Gefäßwand synthetisiert werden und die Ansprechbarkeit gegenüber vasopressorischen Substanzen beeinflussen können [163]. Im Tierversuch kommt es in der Spätschwangerschaft nach Hemmung der Prostaglandinsynthese zu einer erhöhten Gefäßansprechbarkeit gegenüber Angiotensin II [268]. Bei schwangeren Frauen im letzten Trimenon konnte durch orale Zufuhr eines Prostaglandinsynthetasehemmers ebenfalls ein deutlicher Anstieg der Angiotensinempfindlichkeit verursacht werden ([75]; vgl. 2.4).

Zusammenfassend kann gesagt werden, daß die Prostaglandine in der Schwangerschaft für die erforderliche periphere Vasodilatation und den erhöhten uterinen Blutfluß zumindest teilweise verantwortlich sind. Ob der auslösende Faktor bei der Gestose eine mangelhafte Produktion der vasodilatorisch wirkenden Prostaglandine, eine fehlende Ansprechbarkeit auf Prostaglandine oder die Kombination beider Faktoren ist, kann nicht mit letzter Sicherheit gesagt werden. Es bleibt weiterhin unklar, ob die uteroplazentare Mangeldurchblutung Folge einer erniedrigten Konzentration der vasodilatorischen Prostaglandine oder eines allgemeinen Vasospasmus bzw. einer erhöhten Gefäßansprechbarkeit gegenüber Angiotensin II ist, welche bereits mehrere Wochen vor Eintritt der ersten klinischen Gestosesymptome nachweisbar ist ([93]; vgl. 2.4).

2.2.6 Abnorme Gewichtszunahme

Zangemeister [302] beschrieb 1916 erstmals die klinische Beobachtung, daß Schwangere, die später an Gestose erkrankten, oft mehr an Gewicht zugenommen hatten als Schwangere mit ungestörtem Schwangerschaftsverlauf. Es besteht in der bisherigen Literatur die einheitliche Meinung, daß die durchschnittliche Gewichtszunahme bei Gestose deutlich größer ist als die bei komplikationsloser Schwangerschaft [60, 87, 122, 271, 279]. Von Hüter et al. [122] wurde aus 19 bis dahin publizierten Arbeiten eine durchschnittliche Gewichtszunahme von 10,3 kg bei normalen

Schwangerschaften errechnet. Dagegen betrug die durchschnittliche Gewichtszunahme nach 8 zusammengestellten Berichten bei Gestose 13,1 kg. In ihrem eigenen Kollektiv von 610 gesunden und 512 an Gestose erkrankten Schwangeren errechneten die Autoren eine mit 10,2 kg bzw. 13,9 kg vergleichbare durchschnittliche Gewichtszunahme. In einer Zusammenstellung von 38 früher publizierten Arbeiten berichtete Chesley [48], daß die Gewichtszunahme in der normalen Schwangerschaft durchschnittlich 10,9 ± 4,9 kg ($\bar{x} \pm SD$) beträgt. Zwei Drittel dieser Schwangeren hatten eine Gewichtszunahme zwischen 5,9 und 15,9 kg. Obwohl bei diesen Studien häufig versucht wurde, die Gewichtszunahme mit Hilfe von diätetischen Maßnahmen einzuschränken, hatte ein Sechstel der normotonen Schwangeren sogar mehr als 15,9 kg an Gewicht zugenommen. 90% der Frauen aus diesem Sammelkollektiv, die mehr als 13,6 kg zugenommen hatten, erkrankten nicht an Gestose; andererseits hatten 75% der Schwangeren mit Gestose weniger als 13,6 kg zugenommen, 60% sogar weniger als 10 kg.

Auch durch eigene Untersuchungen konnte kürzlich gezeigt werden, daß bei Gestose die durchschnittliche Gewichtszunahme größer war als bei normotonen Schwangeren [190]. Patientinnen mit Gestose hatten ab der 28. SSW monatlich durchschnittlich mehr an Gewicht zugenommen als gesunde Schwangere. Auf der anderen Seite wiesen aber mehr als 50% der Patientinnen mit Gestose zwischen der 28. und 36. SSW ein unauffälliges Gewichtsverhalten auf.

Campbell u. MacGillivray [41] zeigten anhand einer kontrollierten Studie, daß durch eine kohlenhydratarme 1200-Kalorien-Diät zwar eine Reduktion der durchschnittlichen Gewichtszunahme möglich war, daß aber die Häufigkeit der Gestose in diesem Kollektiv unverändert blieb. Grünberger u. Riss [102] konnten bei einer umfangreichen retrospektiven Untersuchung keinen nennenswerten Unterschied in der durchschnittlichen Gewichtszunahme von Patientinnen mit Gestose und gesunden Schwangeren feststellen. Sie fanden jedoch eine positive Korrelation zwischen dem Körpergewicht vor Beginn der Schwangerschaft und dem Auftreten und dem Schweregrad einer Gestose. So erhöhte eine bereits vor der Schwangerschaft bestehende Adipositas das Risiko, an einer mittelschweren oder schweren Gestose zu erkranken.

2.2.7 Bedeutung der Ödembildung und Veränderungen im Natriumhaushalt

Die klinische Beobachtung, daß bei der Gestose häufig auch ausgeprägte periphere Ödeme vorhanden sind, führte zu der Vermutung, daß die Ödembildung bzw. der ödemauslösende Faktor eine wesentliche Rolle in der Ätiologie der Erkrankung spielen könnte. Die Frage, welche Bedeutung den Elektrolyten, v. a. dem Natrium, in der Entstehung der Ödeme bzw. der Gestose zukomme, wurde Gegenstand vieler Untersuchungen.

Wie bereits besprochen wurde, kommt es in der Schwangerschaft zu einer unterschiedlich ausgeprägten Zunahme des Körpergewichts. Durch Bestimmung des Gesamtkörperwassers konnte festgestellt werden, daß die Differenz zwischen der Gewichtszunahme und den schwangerschaftsbedingten physiologischen Veränderungen auf die Zunahme des Körperwassers zurückzuführen ist. Das Gesamtkörperwasser nimmt im Verlauf der Schwangerschaft kontinuierlich zu. Bei einer Zusammenfassung der Ergebnisse von 178 untersuchten Frauen findet sich ein mittlerer Zuwachs des Gesamtkörperwassers von 7,0 l am Ende der Schwangerschaft [125]. Während das intrazelluläre Flüssigkeitsvolumen unverändert bleibt, beträgt die Zunahme der extrazellulären Flüssigkeit 5,8–7,1 l [6], an der die Zunahme des Plasmavolumens mit durchschnittlich 1,5 l beteiligt ist.

Natrium ist das wichtigste Kation des extrazellulären Raumes und ist u.a. für das osmolare Gleichgewicht der Körperflüssigkeiten verantwortlich. In der Schwangerschaft entsteht ein Mehrbedarf an Natrium, um einerseits die Erfordernisse der schwangerschaftsbedingten Veränderungen der mütterlichen Organe und des Gestationsproduktes auszugleichen, andererseits die vermehrten Körperflüssigkeiten weiterhin im isotonen Zustand halten zu können. Da jedoch durch die Zunahme des renalen Plasmaflusses und der glomerulären Filtrationsrate in der Schwangerschaft vermehrt Natrium filtriert wird, würden bei Fehlen entsprechender Regulationsmechanismen größere Natriumverluste drohen. Während der normalen Schwangerschaft werden diese erhöhte Filtrationsrate und der gestiegene Bedarf an Natrium durch eine Zunahme der Natriumrückresorption durch die Tubuluszellen ausgeglichen [89].

Die Regulation des Wasser- und Elektrolytgleichgewichts erfolgt vorwiegend durch die in der normalen Schwangerschaft um das 5- bis 10fache vermehrte Sekretion von Aldosteron. Während der Schwangerschaft kommt es als Folge der enorm gesteigerten Produktion von Östrogenen und Progesteron zu einer erheblichen Stimulation des Renin-Angiotensin-Aldosteron-Systems (vgl. 2.3.1). Angiotensin II stellt den stärksten Stimulus für die Aldosteronsekretion der Nebennierenrinde dar. Es kann davon ausgegangen werden, daß die Sekretion von Aldosteron auch in der Schwangerschaft hauptsächlich von Angiotensin II gesteuert wird.

Die Volumina der Körperflüssigkeiten werden normalerweise durch selbständige Regulationsvorgänge im Gleichgewicht gehalten. In der Gravidität kommt es durch die Zunahme der extrazellulären Flüssigkeit insbesondere im interstitiellen Raum ungefähr bei zwei Drittel aller Schwangeren zur Ödembildung. Dabei handelt es sich um statisch bedingte Ödeme, vorwiegend an den unteren Extremitäten, die durch Veränderungen der einzelnen Faktoren des Starling-Prinzips (erhöhter Venendruck sowie hydrostatischer Druck und erniedrigter onkotischer Druck) hervorgerufen werden. Gleichzeitig kommt es zu einer östrogenbedingten Veränderung der Wasserbindungsfähigkeit in der interstitiellen Grundsubstanz.

Ausgeprägte periphere und/oder generalisierte Ödeme werden bei Gestose häufig beobachtet. Die Ursachen für ihre Entstehung sind bis heute noch nicht eindeutig geklärt. Zwar ist der onkotische Plasmadruck bei Gestose geringer als in der normalen Schwangerschaft; der Unterschied reicht aber nicht aus, um das Auftreten der Ödeme in diesen Fällen zu erklären [6, 48]. Die oft diskutierte pathologisch erhöhte Permeabilität der Kapillarwände für Elektrolyte oder Proteine mit entsprechender Verschiebung von Flüssigkeit aus dem intravasalen Raum in Richtung des Interstitiums konnte bislang nicht nachgewiesen werden. Die Messungen der Proteinkonzentration in der Ödemflüssigkeit ergaben einen mit dem Serum vergleichbaren Proteingehalt (Übersicht bei Chesley [48]).

Die Bedeutung der Elektrolyte bei der Entstehung der Ödeme und bei der Regulation des Blutdrucks beschränkt sich in erster Linie auf das Natrium-, Kalium-

und Kalziumion. Friedman u. Friedman [90] haben gezeigt, daß sowohl das Natrium- als auch das Kaliumkonzentrationsgefälle bei der Aufrechterhaltung des Gefäßmuskeltonus eine Rolle spielen. Demnach erhöht sich der periphere vaskuläre Widerstand entweder bei einer relativen Zunahme der intrazellulären Natriumkonzentration und/oder bei einer relativen Erhöhung des extrazellulären Kaliumgehalts gegenüber der intrazellulären Konzentration. Weiterhin konnte durch chronische Kochsalzüberladung im Tierexperiment eine Hypertonie erzeugt werden [57]. Zur Frage, ob bei Gestose eine abnorme Natriumretention im Gewebe besteht, die erst sekundär zur Wasserretention führt, liegen unterschiedliche Ergebnisse vor. Obwohl Messungen des sog. austauschbaren Natriums größere Natriummengen bei Frauen mit Gestose als bei normotonen Schwangeren ergaben [45, 65, 167, 206], wurden von MacGillivray u. Buchanan [164] sowie von Davey et al. [60] gegensätzliche Daten angegeben. Es muß jedoch berücksichtigt werden, daß zwischen diesen Untersuchungen z. T. erhebliche methodische Unterschiede bestehen.

Aufgrund der Befunde scheint heute dahingehend Übereinstimmung zu bestehen, daß bei Gestose eine verstärkte Natriumretention vorliegt. Die Frage, welche Rolle der Natriumretention bei der Entstehung der Ödeme und der Hypertonie zukommt, kann noch nicht eindeutig beantwortet werden. So können z. B. Patientinnen mit Gestose unter Bettruhe in Linksseitenlage häufig beträchtliche Mengen von Natrium ausscheiden und größere diätetische Kochsalzmengen ohne weiteres tolerieren [159, 233]. Andererseits zeigen diese Patientinnen eine Hyponatriämie, wenn sie mit Diuretika behandelt werden oder ihre Kochsalzzufuhr eingeschränkt wird [165, 197]. Durch zahlreiche In-vitro-Untersuchungen wurde belegt, daß das Natriumion die arterielle Gefäßreaktivität beeinflußt; weniger klar ist jedoch, ob die intrazelluläre Natriumkonzentration oder das extrazellulär an Mukopolysaccharide in den Arterienwänden gebundene Natrium die entscheidende Größe darstellt.

Heistad et al. [108] konnten zeigen, daß die Vasokonstriktion der A. brachialis nach intraarterieller Angiotensininfusion bei niedriger Natriumkonzentration geringer war als bei durch Infusion von Natriumchlorid erzeugter hoher Natriumkonzentration im Serum. Nach natriumarmer Diät (10 mmol Natrium täglich) konnte von anderen Autoren ebenfalls eine verminderte Angiotensinansprechbarkeit festgestellt werden [115]. Durch eine tierexperimentelle Studie (Ratte) konnte belegt werden, daß eine Veränderung der Affinität der vaskulären Angiotensinrezeptoren dabei wohl die Hauptursache darstellt [35].

Für die Klinik ist es von großer Bedeutung zu wissen, ob und in welchem Ausmaß die Ödeme und die Natriumretention für den Ausgang der Schwangerschaft sowie für den Zustand des Neugeborenen wichtig sind. Thomson et al. [272] kamen bei ihrer umfangreichen retrospektiven Untersuchung zu dem Ergebnis, daß Frauen mit Hypertonie oder Gestose zwar häufiger Ödeme hatten als gesunde Schwangere, aber die Neugeborenen der Frauen mit Ödemen im Durchschnitt schwerer als die Kinder von Frauen ohne Ödeme waren. Diese Relation hatte ihre Gültigkeit sowohl für die Gruppe der Frauen mit Gestose als auch für die Gruppe normotoner Schwangerer. Die Neugeborenen von Schwangeren mit Ödemen zeigten nach der Geburt keinen erhöhten Gewichtsverlust, so daß angenommen werden kann, daß das erhöhte Neugeborenengewicht nicht durch eine vermehrte Ödembildung im Gewebe des Feten bedingt war. Die perinatale Mortalität war unabhängig davon, ob die Mütter Ödeme hatten oder nicht. Vosburgh [284] konnte jedoch feststellen, daß die perinatale Mortalität bei gesunden Schwangeren mit manifesten Ödemen signifikant niedriger war (25,4‰) als bei Frauen ohne Ödeme (32,8‰). Diese Feststellung wurde später von Chesley [48] bestätigt. Nach diesen Berichten könnte man den Schluß ziehen, daß die Ödembildung sowohl in der normalen als auch in der durch Gestose komplizierten Schwangerschaft eine „protektive" Wirkung ausübt. Es bleibt jedoch unklar, wie diese Wirkung zustande kommt.

Die Restriktion der Kochsalzzufuhr in der Nahrung von Schwangeren ergab nach den Untersuchungen von Kyank [148] keine Unterschiede in der Ödementstehung und der Gestosesymptome. Diese Ergebnisse wurden kürzlich durch die Untersuchungen von Schewitz et al. [234] bestätigt. Sie konnten durch kochsalzarme oder kochsalzreiche Diät keine Änderung der Gestosehäufigkeit feststellen, auch nicht der sog. Pfropfgestose bei Patientinnen mit vorbestehender Hypertonie.

Ferner konnte gezeigt werden, daß durch prophylaktische Gabe von Diuretika der Entwicklung einer Gestose nicht vorgebeugt werden kann [41, 145, 151, 298]. Neben den vielfachen Nebenwirkungen der Diuretika für die Mutter und den Feten hat bereits ihre Kurzzeitanwendung eine wesentliche Einschränkung der plazentaren Funktion zur Folge [96, 97]. Aus diesen Gesichtspunkten muß heute die Gabe von Diuretika zur Behandlung der hypertensiven Schwangerschaftskomplikationen als kontraindiziert angesehen werden.

2.2.8 Sympathisches Nervensystem und Katecholamine

Die Bedeutung einer erhöhten Sympathikusaktivität bei Gestose wurde v.a. von Zuspan [306] hervorgehoben. Die Ausscheidung von Adrenalin und Noradrenalin im Urin bleibt von der normalen Schwangerschaft unbeeinflußt. Vor der Entbindung und im Spätwochenbett sowie außerhalb der Schwangerschaft werden täglich vergleichbare Mengen von Katecholaminen ausgeschieden [304]. Lediglich in den ersten 24 h nach der Entbindung kommt es zu einer vermehrten Ausscheidung von Noradrenalin, die auf den Streß der Entbindung zurückzuführen ist. Dagegen konnte gezeigt werden, daß bei Frauen mit Eklampsie sowohl das Adrenalin als auch das Noradrenalin im Urin vermehrt ausgeschieden werden [305]. Ein deutlicher Anstieg in der Ausscheidung dieser Substanzen erfolgte am Tag des eklamptischen Anfalls. Ferner konnten Talledo et al. [263] bei Patientinnen mit Gestose im Vergleich zu den normotonen Schwangeren eine erhöhte Gefäßansprechbarkeit gegenüber intravenös appliziertem Noradrenalin nachweisen. Zuspan u. Kawada [307] konnten bei Frauen mit Gestose zeigen, daß die Ausscheidung von Noradrenalin im Urin in den ersten 12 h nach stationärer Aufnahme signifikant höher war als bei normotonen Frauen. Für Adrenalin konnten diesbezüglich keine Unterschiede nachgewiesen werden. Davey et al. [59] berichteten kürzlich, daß bei Schwangeren mit einer Hypertonie im 3. Trimenon die mittleren Plasmakonzentrationen von Adrenalin, Noradrenalin und Dopamin unter standardisierten Bedingungen statistisch signifikant höher waren als die bei vergleichbaren normotonen Schwangeren.

Nach bilateraler Adrenalektomie wird 80% weniger Adrenalin im Urin ausgeschieden als vor der Operation, wobei die Menge von Noradrenalin unverändert bleibt [74]. Somit kann angenommen werden, daß die Ausscheidung von Noradrenalin im Urin primär ein Maß der Aktivität des sympathischen Nervensystems ist.

Das Hauptproblem bei Gestose stellt der Vasospasmus dar. Von Noradrenalin ist bekannt, daß es zur peripheren Vasokonstriktion führt. Die oben geschilderten Ergebnisse sind Hinweise dafür, daß das sympathische Nervensystem bei der Entstehung oder Manifestation der Gestose mitbeteiligt sein kann. Es bleibt jedoch offen, ob die Blutdruckerhöhung bzw. die erhöhte Gefäßansprechbarkeit direkt auf die Katecholamine oder auf die Veränderungen im Natriumhaushalt, insbesondere auf die Natriumkonzentration in der Gefäßwand zurückzuführen ist. Auf die dopaminergen Mechanismen in der Regulation des Blutdrucks in der Schwangerschaft wird unter 4.2.3, 4.2.4 und 4.2.6 eingegangen.

Ball et al. [16] stellten die Arbeitshypothese auf, daß bei Gestose der Abbau von Katecholaminen zu ihren Methyläthern kompetitiv durch eine evtl. erhöhte Produktion von Katecholöstrogenen gehemmt sein könnte. In den Erythrozyten normotoner Schwangeren wurde von Bates et al. [17] im Vergleich zu Nichtschwangeren eine erhöhte Aktivität der Katechol-O-Methyl-Transferase (KOMT) nachgewiesen. Die gleiche Arbeitsgruppe [18] konnte kürzlich zeigen, daß die Aktivität der KOMT bei Frauen mit Gestose signifikant höher war als bei den normotonen Schwangeren. Sie postulierten eine protektive Rolle der erhöhten Enzymaktivität, da die zirkulierenden Katecholamine schneller abgebaut werden.

2.2.9 Veränderte Gefäßansprechbarkeit

Wie auch aus den bisherigen Darstellungen hervorgeht, ist der z. Z. am meisten diskutierte Punkt in den pathophysiologischen Überlegungen zur Gestose die erhöhte Ansprechbarkeit der Arteriolen und damit des Blutdrucks gegenüber vasopressorischen Substanzen. Wie nachfolgend (2.4) ausführlich dargestellt werden wird, war schon früher aufgefallen, daß Patientinnen mit Gestose nach intravenöser Applikation von Angiotensin-II-amid oder von Noradrenalin [212, 263] einen stärkeren Blutdruckanstieg als normotone Schwangere aufwiesen. Erst den systematischen Untersuchungen von Gant et al. [93] im Jahre 1973 ist jedoch die Feststellung zu verdanken, daß bei Gestose die erhöhte Empfindlichkeit gegenüber Angiotensin-II-amid schon häufig 2–3 Monate vor dem Auftreten der ersten klinischen Symptome eintritt. Obwohl unter den bisher diskutierten Gesichtspunkten sich einige Aspekte zur Pathogenese der Gestose zu ergeben scheinen, sind die genauen Ursachen der erhöhten Ansprechbarkeit des Blutdrucks gegenüber vasopressorischen Substanzen bei Gestose noch weitgehend unklar.

2.3 Das Renin-Angiotensin-Aldosteron-System in der normalen Schwangerschaft und bei Gestose

2.3.1 RAAS bei normaler Schwangerschaft

Während der Schwangerschaft kommt es als Folge der enorm gesteigerten Produktion von Östrogenen und Progesteron zu einer erheblichen Stimulation des Renin-Angiotensin-Aldosteron-Systems (RAAS). Aufgrund einer natriuretischen (aldosteronantagonistischen) Wirkung können Progesteron und möglicherweise Östradiol [136] direkt die Reninfreisetzung erhöhen. Die Östrogene entfalten ihre Wirkung hauptsächlich in der Leber, indem sie die Synthese von Reninsubstrat und damit indirekt die Freisetzung von A I und A II stimulieren.

Bevor die einzelnen Bestandteile des RAAS im Plasma bestimmt werden konnten, war schon bekannt, daß die Ausscheidungsrate von Aldosteron in der Schwangerschaft erhöht ist [170, 252, 280]. Dieser Anstieg betrifft v. a. den Anteil der säurelabilen Konjugate (im wesentlichen Aldosteron-18-glukuronid) und nur in geringem Umfang das freie, unkonjugierte Aldosteron [129]. Durch neuere Arbeiten konnte dies bestätigt und ferner zusätzlich auch dokumentiert werden, daß die gesteigerte Ausscheidungsrate von Aldosteron hauptsächlich durch eine erhöhte Sekretion bedingt ist und daß in der Spätschwangerschaft die Plasmakonzentration von Aldosteron (PA) um ein Mehrfaches höher ist als vor der Schwangerschaft [71, 73, 129, 245, 286, 291, 293, 296, 297]. Erhöhte Werte der PA können schon im 1. Trimenon der Schwangerschaft festgestellt werden [245, 291, 296]; ein erster Gipfel der PA tritt häufig um die 16. SSW auf [245]. Möglicherweise ist ein erneuter, stärkerer Anstieg zu Beginn des 3. Trimenons charakteristisch [245, 291]. Obgleich nicht ausgeschlossen werden kann, daß auch die Biosynthese von Aldosteron und seine periphere Wirkung durch Progesteron direkt beeinflußt werden, kann davon ausgegangen werden, daß die Steuerungsmechanismen der Aldosteronsekretion auch in der Schwangerschaft unverändert bleiben.

Ledoux et al. [153] wiesen eine signifikante Korrelation zwischen der PA und der Konzentration von Progesteron im Schwangerenplasma nach; eine zunächst zu erwartende Korrelation zwischen der PA einerseits und der PRA, PRC oder A II andererseits konnte jedoch nicht festgestellt werden [153, 294].

Die Schwangerschaft stellt einen Zustand des vermehrten Natriumbedarfs und einer gesteigerten Natriurese dar (vgl. 2.2). Die Applikation von Mineralokortikoiden führt auch in der Schwangerschaft zu einer ausgeprägten Natriumretention und einer deutlich verminderten Aldosteronausscheidung [72]. In einer früher publizierten Studie von Ehrlich [71] konnte bei Schwangeren die Aldosteronsekretion durch Gabe eines Heparinoids gehemmt werden. Obwohl die Ausscheidung von Aldosteron während der Behandlung weiterhin deutlich oberhalb der Werte für Nichtschwangere lag, resultierte ohne gleichzeitige Volumenexpansion hieraus eine ausgeprägte Natriurese, die nach Absetzen der Behandlung noch so lange persistierte, bis die Ausscheidungsrate von Aldosteron wieder die vor der Behandlung gemessenen Werte erreicht hatte. Diese Befunde sprechen dafür, daß die erhöhte Aldosteronsekretion für die Erhaltung der Natriumbilanz in der Schwangerschaft erforderlich ist. Es ist bekannt, daß die Natriumreabsorption im distalen Tubulus durch Aldosteron stimuliert wird. Es konnte jedoch gezeigt werden, daß die natriumretinierende Wirkung von Aldosteron in diesem Bereich durch Progesteron kompetitiv gehemmt wird [150]. Da die Produktion von Progesteron in der Schwangerschaft maximal erhöht ist, ist wiederum eine erhöhte Aldosteronsekretion für das Gleichgewicht zwischen Progesteron und Aldosteron erforderlich.

In der normalen Schwangerschaft wurde von allen Untersuchern eine erhöhte Konzentration von Reninsubstrat im Plasma (PRS) nachgewiesen [243, 244, 291, 295, 296]. Der Anstieg der PRS erfolgt kontinuierlich im Verlauf der Schwangerschaft. Die Anstiegssteilheit wird jedoch unterschiedlich angegeben [243, 244, 295, 301].

Auch die Freisetzung von Renin und damit seine enzymatische Aktivität im Plasma sind während der normalen Schwangerschaft gesteigert [30, 32, 227, 243, 294–297]. Nach diesen Berichten liegt die Plasmareninkonzentration (PRC) in der ersten Hälfte der Schwangerschaft meistens höher als in der zweiten Hälfte. Die Aussagekraft dieser Befunde muß jedoch dadurch eingeschränkt werden, daß infolge einer Vorbehandlung der Plasma- und Gewebsproben bei pH 3,3, die zur Denaturierung des endogenen Reninsubstrats dient, inaktives Renin aktiviert und miterfaßt wird. Unter Berücksichtigung dieses Sachverhalts konnte Symonds [254] keinen Unterschied in der PRC zwischen der 10.–20., 20.–30. und 30.–40. SSW feststellen.

Sehr hohe Konzentrationen von Renin im Fruchtwasser wurden erstmals von Brown et al. 1964 [31] beschrieben und die Theorie des genitalen Ursprungs von Renin aufgestellt. Durch Extraktion von Plazentagewebe und Eihäuten konnten später Skinner et al. [242] nachweisen, daß das menschliche Chorion hohe Mengen an Renin enthält. Durch weitere Untersuchungen der gleichen Arbeitsgruppe konnte diese Beobachtung gesichert werden [244, 256–258].

Für den uterinen Ursprung von Renin sprechen auch Untersuchungen von Gorden et al. [100], die zeigen konnten, daß weder die Behandlung mit Deoxykortikosteronazetat unter gleichzeitiger kochsalzreicher Diät, die zur Abnahme der Reninkonzentration der Niere führt, noch die Nephrektomie einen Einfluß auf die Reninkonzentration in Uterusextrakten von trächtigen Kaninchen hatte. Andererseits hatte die Nephrektomie bei nichtträchtigen Kaninchen ein Verschwinden der PRA zur Folge, wobei die PRA bei trächtigen Tieren unverändert blieb oder sogar einen Anstieg zeigte. Ryan u. Ferris [232] perfundierten Uterussegmente von trächtigen Kaninchen und isolierten ein reninähnliches Enzym, dessen Freisetzung nach Gabe von Histamin, Noradrenalin und Angiotensin-II-amid erhöht werden konnte. Anderson et al. [10] verglichen die Reninkonzentration in den Plasmaproben aus der Nieren- und Uterusvene von Kaninchen und fanden geringe aber reproduzierbare Unterschiede in der Enzymkinetik, gemessen an den Michaelis-Konstanten. In einer Untersuchung aus der Arbeitsgruppe von Skinner [244] wurde gezeigt, daß in der Frühschwangerschaft 73% und am Termin 65% des Plasmarenins inaktiv war. Da auch bei Männern und nichtschwangeren Kontrollpersonen 62% des Renins im Plasma inaktiv gefunden wurden, hat man die Theorie aufgestellt, daß das inaktive Renin nicht nur aus dem Chorion stammt, sondern gleichermaßen auch aus der Niere frei wird (sog. Prorenin). Der Mechanismus der Aktivierung, z. B. durch ein proteolytisches Enzym, welches eine Hydrolyse verursacht, bleibt unklar.

Auch die Funktion des uterinen Renins ist im wesentlichen nicht geklärt. Ferris et al. [84] bestimmten die Reninaktivität in den Plasmaproben aus der V. uterina und A. carotis trächtiger, bilateral nephrektomierter Kaninchen. Die intravenöse Infusion von Angiotensin-II-amid führte bereits in pressorisch unwirksamen Dosen zu einer Verdoppelung des uterinen Blutflusses (UBF). Die PRA fiel sowohl in der A. carotis als auch in der uterinen Vene ab, jedoch war der Unterschied nur in der uterinen Vene signifikant. Der uterine Gefäßwiderstand zeigte während der Infusion von A II ebenfalls einen Abfall. Nach vorheriger intravenöser Applikation eines β-Rezeptorenblockers (Propranolol) blieb der Anstieg des UBF nach Infusion von A II jedoch aus. Die Reduktion des UBF durch Unterbindung der uterinen Arterien führte zu einer signifikanten Zunahme der PRA in den Plasmaproben sowohl aus der A. carotis als auch aus der V. uterina. Weiterhin kam es nach Entnahme von 50 ml Vollblut aus der A. carotis ebenfalls zu einem signifikanten Anstieg der PRA sowohl in der V. uterina als auch in der A. carotis. Obwohl der mittlere arterielle Druck und der absolute UBF signifikant abfielen, blieb der uterine Anteil des ebenfalls abgefallenen Herzminutenvolumens unverändert. In einer Kontrollgruppe von nichtträchtigen, nephrektomierten Kaninchen fanden sich relativ niedrige PRA-Werte, die nach Aderlaß keine Veränderungen zeigten. Der Nachweis der PRA im peripheren und uterinen Blut auch nach Nephrektomie, der Anstieg nach der Unterbindung der A. uterinae und nach Aderlaß sowie die signifikante Erhöhung im uterinen Blut nach Infusion von A II beim Kaninchen wurden auf eine uterine Reninsekretion zurückgeführt.

Nach dieser grundlegenden Untersuchung wurde die Theorie aufgestellt, daß die uteroplazentare Durchblutung vermutlich durch die uterine Reninsekretion reguliert wird. Da der fördernde Effekt der A-II-Infusion auf den UBF nach vorheriger Behandlung mit einem β-Rezeptorenblocker ausblieb, wurde postuliert, daß die Regulation der uterinen Durchblutung durch das A II über eine β-adrenerge Stimulation erfolgt.

Wie bereits teilweise auch unter 2.2 besprochen wurde, stellen die Prostaglandine der E-Gruppe (PGE) einen weiteren regulierenden Faktor des uterinen Blutflusses in der Schwangerschaft dar [85, 250, 267, 268]. Bei diesen Untersuchungen ging die Infusion von A II mit einer deutlichen Zunahme von PGE in der uterinen Vene einher. Von A II ist bekannt, daß es in isolierten Organen wie Herz, Niere, Milz und im Magen-Darm-Trakt die Synthese und Freisetzung von PGE stimuliert. Es ist anzunehmen, daß in der normalen Schwangerschaft uterines Renin zu einer vermehrten, ebenfalls lokalen A-II-Produktion führt und hiermit auch die PGE-Synthese reguliert. Die gefäßerweiternde Wirkung von PGE übertrifft dabei die vasokonstriktorische Wirkung von A II. Da sowohl die Substratkonzentration als auch die Enzymaktivität in der Schwangerschaft ansteigen, ist zu erwarten, daß die Produktion von A II in vitro (PRA) und in vivo erhöht ist. In einer Zusammenstellung von 24 verschiedenen Untersuchungen wies Chesley 1975 [47] darauf hin, daß lediglich eine Arbeitsgruppe keinen Anstieg der PRA in der Schwangerschaft hat feststellen können. Die PRA stieg nach den bis dahin vorliegenden Berichten 2,5- bis 18fach an. Es muß jedoch berücksichtigt werden, daß zwischen den einzelnen Untersuchungen erhebliche methodische Unterschiede vorliegen und bei den meisten Studien die Körperlage und Kochsalzzufuhr nicht kontrolliert wurden. Der Anstieg der PRA beginnt schon in den ersten Wochen der Schwangerschaft und erreicht sein Maximum gegen Ende des 1. Trimenons [149, 243, 244, 291], oder die PRA steigt nach einem anfänglich steilen Anstieg kontinuierlich bis zur 36. SSW an [301].

Als Folge der erhöhten PRA ist auch die Bildung von A II in der Schwangerschaft erhöht. Obwohl gleichzeitig auch die Aktivität der A II inaktivierenden Aspartylaminopeptidase in der Spätschwangerschaft erhöht ist [161, 181], zeigt sich die Aktivierung des RAS in einer erhöhten Plasmakonzentration von A II [227, 260, 295–297]. Nach Weir et al. [296, 297] erfolgt ein kontinuierlicher Anstieg von A II im Mittel bereits 2–3 Wochen nach der Konzeption, obwohl andererseits die Konzentration von A II ungefähr bei einem Drittel der Probandinnen im Normalbereich von nichtschwangeren Frauen blieb. Weiterhin konnte im Gegensatz zu den Befunden außerhalb der Schwangerschaft keine signifikante Korrelation zwischen A II und PRC, A II und PA, A II und PRS sowie zwischen PRC und PA nachgewiesen werden. Symonds et al. [260] stellten bei Erstgebärenden eine hochsignifikante Korrelation zwischen A II und der Höhe des diastolischen Blutdrucks fest. In der Gruppe der Mehrgebärenden konnte jedoch keine Korrelation zwischen diesen beiden Größen nachgewiesen werden. Die Aussagekraft der Ergebnisse von Symonds et al. [260] muß indes eingeschränkt werden, da 8 von 17 Erstgebärenden bzw. 7 von 17 Mehrgebärenden eine Hypertonie hatten.

Obwohl die Konzentration von A II in der Schwangerschaft erhöht ist, führt dies nicht zu einer Erhöhung des Blutdrucks, denn die Ansprechbarkeit der Gefäße gegenüber A II ist in der Schwangerschaft deutlich herabgesetzt [93]. Der dieser Unempfindlichkeit zugrundeliegende Mechanismus ist im einzelnen noch nicht geklärt. Außerhalb der Schwangerschaft führen Stimuli, welche die A-II-Konzentration im Plasma beeinflussen, wie eine erhöhte Natriumzufuhr, ebenfalls zu einer gegensinnigen Veränderung der Gefäßansprechbarkeit gegenüber A II [116]. So haben erhöhte basale A-II-Konzentrationen eine Verminderung der Angiotensinempfindlichkeit zur Folge. Da die Konzentration von A II in der Schwangerschaft erhöht ist, könnte hierdurch die verminderte Gefäßansprechbarkeit zumindest teilweise erklärt werden. Anhand der Untersuchungen der letzten Jahre und durch eigene Untersuchungen konnte jedoch belegt werden, daß die Veränderung der Angiotensinempfindlichkeit in der Schwangerschaft weniger im Zusammenhang mit dem RAAS steht, sondern daß andere Faktoren dabei eine Rolle spielen (vgl. 2.4 und 4.2).

Wie bereits oben erwähnt wurde, ist die Aktivität der A II inaktivierenden Aspartylaminopeptidase (Angiotensinase) in der Schwangerschaft erhöht [161, 181]. Die widersprüchlichen Ergebnisse mehrerer Arbeitsgruppen, die über eine unveränderte oder erhöhte Angiotensinaseaktivität in der normalen Schwangerschaft bzw. über eine erhöhte oder aber auch erniedrigte Aktivität bei Gestose berichteten, wurden kürzlich von Chesley [48] zusammengefaßt.

2.3.2 RAAS bei Gestose

In der bisherigen Literatur besteht weitgehend Einigkeit darüber, daß das RAAS bei der schwangerschaftsbedingten Hypertonie und Gestose im Gegensatz zur normalen Schwangerschaft erheblich supprimiert ist. Bereits 1966 konnten Brown et al.

[33] zeigen, daß sich die PRC zwar im Gesamtkollektiv von 52 Schwangeren mit Hypertonie im Vergleich zu einer bezüglich des Gestationsalters vergleichbaren Gruppe von Frauen mit ungestörtem Schwangerschaftsverlauf nicht unterschied, daß aber die PRC in der Gruppe von Frauen mit einer schweren Gestose deutlich niedriger war als der Mittelwert für gesunde Schwangere. Diese Ergebnisse wurden bereits im gleichen Jahr von derselben Arbeitsgruppe [25] und später auch von anderen Autoren bestätigt [243, 265, 295, 297]; allerdings konnten Symonds et al. [259] keinen Unterschied feststellen.

Im Gegensatz zu den früheren Untersuchungen von Helmer u. Judson [109] sowie Tapia et al. [265] wurde später berichtet, daß auch die PRS bei Gestose im Vergleich zur komplikationslosen Schwangerschaft vermindert ist [12, 295, 297]; die Ursache hierfür ist jedoch noch unklar (verminderte Synthese oder erhöhte Eiweißausscheidung). In einer neueren Untersuchung konnten Weinberger et al. [267] wiederum weder bei Frauen mit einer Gestose noch bei Schwangeren mit vorbestehender Hypertonie signifikante Unterschiede in der PRS im Vergleich zu normotensiven Schwangeren feststellen.

Bezüglich der PRA wurden bei Gestose diskrepante Befunde mitgeteilt. Helmer u. Judson [109], Kokot u. Cekánski [142], Skinner et al. [243], Symonds u. Andersen [255], Armbruster et al. [12] sowie Weinberger et al. [291] stellten – wie aufgrund der erniedrigten PRS und PRC zu erwarten – eine geringere PRA als bei normotonen Schwangeren fest. Während Tapia et al. [265] keine signifikanten Unterschiede nachweisen konnten, beobachteten Symonds et al. [259] bei Patientinnen mit Gestose sogar eine stärker erhöhte PRA. Möglicherweise kann diese Differenz durch Unterschiede im Zeitpunkt und in den Bedingungen der Blutabnahme erklärt werden (Gestationsalter; Blutentnahme sofort nach der stationären Aufnahme oder nach mehrtägiger Bettruhe). So konnten Symonds u. Andersen [255] zeigen, daß bei Patientinnen, die wegen einer schwangerschaftsbedingten Hypertonie oder Gestose stationär aufgenommen worden waren, die PRA und PRC am nächsten Morgen nach der stationären Aufnahme erniedrigt waren. Bereits nach 3 Tagen Bettruhe kam es zu einem signifikanten Anstieg beider Parameter. In einer Gruppe von Schwangeren, die ursprünglich ebenfalls wegen einer Hypertonie stationär aufgenommen worden waren, aber am nächsten Morgen keine Hypertonie mehr aufwiesen und dann weiterhin normoton blieben, waren die Unterschiede in der PRA und PRC nach Bettruhe jedoch nicht signifikant. Die Autoren vermuteten den supprimierenden Effekt der erhöhten Natrium- und Wasserretention bei Gestose als Ursache der initial niedrigen PRA und PRC. Dies setzt jedoch voraus, daß die Veränderungen im RAS sekundär sind. Wenn die Reduktion der Nierendurchblutung und der glomerulären Filtrationsrate bei Gestose als auslösende Faktoren der Natrium- und Wasserretention vorausgesetzt werden, müßten erhöhte Werte der PRA und PRC gefunden werden. Ferner diskutierten sie, daß möglicherweise hohe Konzentrationen von A II für die niedrigen PRA und PRC bei ihren Patientinnen verantwortlich sein könnten. Die Bedeutung der Freisetzung von A II aus dem Uterus bei Gestose mit konsequenter Suppression der renalen Reninsekretion bleibt hier weiterhin unklar. Andererseits ist bekannt, daß die Bettruhe eine fördernde Wirkung auf die renale und uterine Durchblutung hat. Infolgedessen wäre nach 3tägiger Bettruhe nicht ein Anstieg, sondern ein Abfall der PRA und PRC zu erwarten.

Der zum gegenwärtigen Zeitpunkt am meisten diskutierte Bestandteil des RAAS bei den hypertensiven Schwangerschaftskomplikationen ist das A II. Die Ergebnisse sind jedoch diesbezüglich sehr widersprüchlich. Bei Gestose fanden Weir et al. [295] eine niedrige Konzentration von A II und führten dies auf die erhöhte Konzentration einer bis dahin unbekannten Substanz, evtl. eines Mineralokortikoids, zurück. Wie bereits unter 2.2 ausführlich besprochen wurde, konnten jedoch bis jetzt erhöhte Konzentrationen von natriumretinierenden Substanzen bei Gestose nicht nachgewiesen werden. Im Gegensatz zu der Beobachtung von Weir et al. [295] stellten andere Autoren aber keinen Unterschied im Vergleich zur normalen Schwangerschaft [172] oder sogar höhere Konzentrationen [259, 260] fest. So konnten Symonds et al. [259] unter standardisierten Bedingungen bei Erstgebärenden mit einer hypertensiven Komplikation im Mittel signifikant höhere Konzentrationen von A II nachweisen als in der Gruppe von normotonen Schwangeren. Die PRA war bei diesen Frauen ebenfalls erhöht. Die PRC zeigte jedoch keine signifikanten Unterschiede. In der Gesamtgruppe von hypertensiven und normotonen Schwangeren sowie in der Gruppe von normotonen Nichtschwangeren zeigte sich eine signifikante Korrelation zwischen dem diastolischen Blutdruck und der Konzentration von A II.

In einer späteren Untersuchung der Arbeitsgruppe von Symonds [260] konnten diese Befunde erweitert werden. Die Konzentration von A II war auch in diesem Kollektiv bei Erstgebärenden mit einer hypertensiven Komplikation im Mittel statistisch signifikant höher als in der Gruppe von normotonen Schwangeren, und die signifikante Korrelation zwischen dem diastolischen Blutdruck und der Konzentration von A II konnte bestätigt werden. Zusätzlich wurde belegt, daß eine entsprechende Korrelation bei Mehrgebärenden nicht vorlag, und daß die Konzentration von A II von dem Entbindungsmodus abhing. Schwangere in der zweiten Phase der Entbindung hatten im Mittel eine signifikant höhere Konzentration von A II im Vergleich zu Frauen, die durch eine elektive Sectio entbunden wurden. Die Ursachen, die zu einer Erhöhung des A II bei hypertensiven Schwangerschaftskomplikationen führen, sind noch ungeklärt. Weiterhin bleibt die Frage unbeantwortet, ob die Suppression der PRC eine Folge des erhöhten A II oder der erhöhten Natriumretention bei Gestose ist.

Wegen der ausgeprägten natrium- und wasserretinierenden Wirkung wurde dem Aldosteron eine theoretische Rolle bei der Entstehung der Gestose zugesprochen. Es konnte jedoch bereits in den 50er Jahren nachgewiesen werden, daß bei Gestose sowohl die Aldosteronausscheidung [12, 170, 252, 269, 280] als auch die Aldosteronsekretionsrate [287] im Vergleich zur normalen Schwangerschaft vermindert sind. Ähnlich wie Renin ist auch die PA (radioimmunologisch bestimmt) bei Patientinnen mit Gestose niedriger als bei normotonen Schwangeren [12, 291, 295, 297]; allerdings hatte Stark [252] mit Hilfe der Doppelisotopenderivatmethode erhöhte Aldosteronkonzentrationen gemessen. Die Gründe für die Suppression der Aldosteronsekretion bei Gestose konnten nicht eindeutig belegt werden. Ob die niedrige PA eine Folge des i. allg. supprimierten RAAS oder einer niedrigen Konzentration von Progesteron ist, bleibt unklar. Watanabe et al. [287] zeigten bei 8 Frauen mit intrauterinem Fruchttod niedrige Aldosteronsekretionsraten im Normalbereich für nichtschwangere Frauen. Weiterhin konnten sie einen Anstieg der Aldosteronsekretionsrate nach täglicher intramuskulärer Applikation von 200 mg

Progesteron für 7 Tage sowohl bei normotonen Schwangeren als auch bei Frauen mit intrauterinem Fruchttod nachweisen. Sie vermuteten eine Beziehung zwischen der Aldosteronsekretionsrate und dem Progesteron und nahmen eine herabgesetzte Produktion von Progesteron bei Gestose an. In der normalen Schwangerschaft ist eine signifikante Korrelation zwischen PA und Progesteron bekannt [153]. Kürzlich konnten Weinberger et al. [291] jedoch keine signifikanten Unterschiede in den Konzentrationen von Progesteron bei Frauen mit Gestose und bei normotonen Schwangeren nachweisen. Weiterhin bleibt unklar, warum die PA bei Gestose niedrig ist, wenn nach den oben ausführlich beschriebenen Ergebnissen von Symonds et al. [259, 260] der direkte Stimulus der Aldosteronsekretion, nämlich die Konzentration von A II, erhöht gefunden wurde. Bei diesen Untersuchungen wurde keine gleichzeitige Bestimmung der PA durchgeführt. Eine mögliche Erklärung ist die Retention von Natrium und Wasser bei Gestose, die vermuten läßt, daß die Veränderungen im RAAS bei Gestose sekundär sind.

2.4 Veränderungen der Gefäßansprechbarkeit gegenüber vasopressorischen Substanzen in der normalen Schwangerschaft und bei Gestose

Wie bereits unter 2.2 ausführlich dargestellt wurde, bleibt die Pathogenese der Gestose weiterhin unklar. Andererseits besteht gegenwärtig weitgehend Einigkeit darüber, daß die im Gegensatz zur normalen Schwangerschaft erhöhte Ansprechbarkeit der Arteriolen und damit des Blutdrucks gegenüber vasopressorischen Substanzen einen entscheidenden Punkt in den pathophysiologischen Überlegungen bei der Entstehung der Gestose darstellt.

Bereits vor 40 Jahren zeigten Dieckmann u. Michel [64] zum ersten Mal, daß bei Frauen mit Gestose die Blutdruckreaktion nach Gabe von Hypophysenextrakten (ungereinigtes Vasopressin) deutlich höher war als bei gesunden Schwangeren. Erst nach 20 Jahren wurde diese Überlegung erneut aufgegriffen, und Raab et al. [212] konnten ähnliche Ergebnisse auch nach Infusion von Noradrenalin und Adrenalin nachweisen. Diese Untersucher fanden jedoch keine signifikanten Unterschiede zwischen der Blutdruckreaktion schwangerer und nichtschwangerer Versuchspersonen.

Erstmals gelang es Abdul-Karim u. Assali [1] nachzuweisen, daß die Blutdruckreaktion auf eine bestimmte Menge von intravenös appliziertem A II im letzten Drittel der normalen Schwangerschaft deutlich geringer ist als im Wochenbett und bei nichtschwangeren Probandinnen. Diese Befunde wurden durch spätere Untersuchungen bestätigt und erweitert [44, 51, 262, 263]. Die Blutdruckreaktion scheint in der normalen Schwangerschaft spezifisch gegenüber A II verändert zu sein; nach intravenöser Injektion von Noradrenalin konnte keine unterschiedliche Blutdruckreaktion im Vergleich zu Nichtschwangeren gefunden werden [51, 212]. Patientinnen mit Gestose zeigten im Vergleich zu normotonen Schwangeren eine deutliche Zunahme der Blutdruckreaktion gegenüber beiden vasopressorischen Substanzen und hatten hier im Falle von A II eine ähnliche Gefäßansprechbarkeit wie Nichtschwangere [262, 263]. Mit anderen Worten: Bei Gestose kam es zu einem Verlust der schwangerschaftsspezifischen Unempfindlichkeit gegenüber A II. Die Autoren postulierten erhöhte endogene Konzentrationen von A II als wahrscheinliche Ursache der abgeschwächten Blutdruckreaktion gegenüber exogen zugeführtem A II in der normalen Schwangerschaft. Diese Überlegung schien zunächst durch Ergebnisse von Kaplan u. Silah [132, 133] unterstützt zu werden, die gezeigt hatten, daß Patienten mit renovaskulärer Hypertonie und sekundärem Hyperaldosteronismus ebenfalls eine erniedrigte Angiotensinempfindlichkeit hatten. Weiterhin konnten sie zeigen, daß die erforderliche Dosis an exogen zugeführtem A II bezogen auf kg KG/min, im folgenden Angiotensinpressordosis (APD) genannt, bei Patientinnen mit primärem Hyperaldosteronismus und folglich reduzierter endogener A-II-Bildung deutlich größer war als bei Patienten mit vermutlich hoher endogener Konzentration von A II. Durch eine spätere Untersuchung von Chinn u. Düsterdieck [52], die bei Nichtschwangeren eine positive Korrelation zwischen der APD und der Konzentration von A II nachwiesen, konnte diese Theorie erhärtet werden. Außerdem beschrieben Kaplan u. Silah [132] erstmals eine Abhängigkeit der APD von der Natriumzufuhr.

Erst nach einer umfangreichen prospektiven Untersuchung von Gant et al. [93] konnte das Verhalten der Angiotensinempfindlichkeit im gesamten Zeitraum der Schwangerschaft überblickt werden. Sie untersuchten 192 Erstgebärende im Alter von 13–17 Jahren, die zu 79% Afroamerikanerinnen waren, bereits ab der 7. SSW mittels Angiotensininfusionstest (AIT), der erstmals von Kaplan u. Silah [132] beschrieben wurde und im einzelnen unter 3.4.4 dargestellt wird.

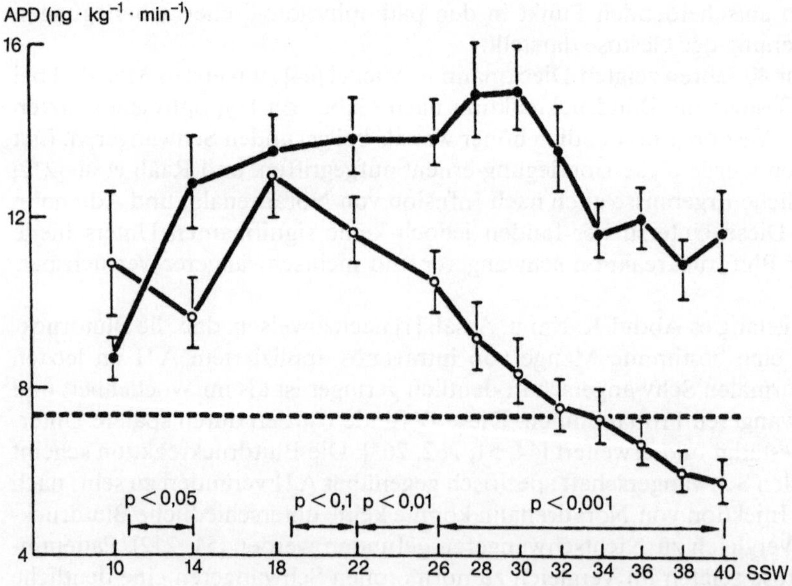

Abb. 2. Verhalten der Angiotensinempfindlichkeit ($\bar{x} \pm SEM$) in der normalen Schwangerschaft (●), und bei Frauen mit einer später im Verlauf der Schwangerschaft aufgetretenen hypertensiven Komplikation (○). Mittelwert der APD für nichtschwangere Frauen: -----. (Nach Gant et al. [93])

Der AIT wurde bei allen Schwangeren in kurzfristigen Abständen bis zur Entbindung wiederholt. Bei den Frauen, deren weiterer Schwangerschaftsverlauf unauffällig war, verringerte sich die Gefäßempfindlichkeit gegenüber A II schon ab der 7.–10. SSW (Abb. 2). Die Abnahme der Empfindlichkeit gegenüber A II war am deutlichsten zwischen der 28. und 30. SSW nachweisbar. Nach der 30. SSW wurde die durchschnittliche APD zunächst bis zur 34. SSW kontinuierlich geringer und blieb dann bis zum Termin, abgesehen von geringen Schwankungen, praktisch unverändert. Bei Patientinnen, die an einer Gestose erkrankten, trat die größte Resistenz gegenüber A II schon in der 14.–18. SSW auf. Danach stieg die Angiotensinempfindlichkeit stetig an. In dieser Gruppe von Frauen war die mittlere APD bereits ab der 22. SSW statistisch signifikant höher als in der Gruppe von Schwangeren, die im weiteren Verlauf ihrer Schwangerschaft keine Blutdruckerhöhung zeigten. Dieser Unterschied zwischen den beiden Gruppen wurde ab der 26. SSW deutlicher. Als eine plausible Erklärung für die erniedrigte Angiotensinempfindlichkeit in der normalen Schwangerschaft schlossen sich auch Gant et al. [93] der Überlegung von Kaplan u. Silah an [132, 133], daß die Blutdruckwirkung von infundiertem A II umgekehrt proportional zur Höhe der Konzentration von endogenem A II ist.

Obwohl in der normalen Schwangerschaft das gesamte RAAS und folglich die Bildung von A II erheblich stimuliert werden, kann die Abnahme der Angiotensinempfindlichkeit allein mit erhöhter Bildung von endogenem A II nicht vollständig erklärt werden. Vor allem bleibt unklar, warum es in der normalen Schwangerschaft nicht zu einer Blutdruckerhöhung kommt, obwohl die zirkulierende Menge dieser potenten vasopressorischen Substanz erhöht ist. Ferner haben spätere Untersuchungen entgegen der ursprünglichen Feststellung gezeigt, daß die Konzentration von A II bei den hypertensiven Schwangerschaftskomplikationen im Mittel höher ist als in der normalen Schwangerschaft, obwohl die sonstigen Bestandteile des RAAS nachweislich supprimiert sind (vgl. 2.3.2). Diese Befunde wurden durch eine prospektive Untersuchung von Hayashi et al. [107] bei 55 Erstgebärenden unterstützt, die gezeigt haben, daß die mittlere Konzentration von A II bei Frauen mit später aufgetretener Gestose bereits ab der 20. SSW in Linksseitenlage und ab der 29. SSW sowohl in Seitenlage als auch in Rückenlage höher war als bei Frauen mit unkomplizierter Schwangerschaft. Eine statistische Signifikanz lag jedoch nur zwischen der 29. und 34. SSW und in Rückenlage vor.

Als eine weitere Erklärung für die verminderte Angiotensinempfindlichkeit in der normalen Schwangerschaft und das Fehlen bei Gestose kann eine veränderte Aktivität der Angiotensinasen in der Schwangerschaft bzw. bei Gestose diskutiert werden. Hypothetisch wäre es möglich, daß in der normalen Schwangerschaft eine erhöhte Aktivität der Angiotensinasen vor der vasopressorischen Wirkung des endogenen A II schützt und daß diese Wirkung durch eine Abnahme der Angiotensinaseaktivität bei Gestose aufgehoben wird. Die Ergebnisse über die Aktivität der Angiotensinasen in der normalen und pathologischen Schwangerschaft sind jedoch sehr widersprüchlich und lassen eine verbindliche Erklärung für die Veränderungen der Angiotensinempfindlichkeit nicht zu (vgl. 2.3.2).

Als eine dritte Möglichkeit, um die Abnahme der Gefäßansprechbarkeit in der Schwangerschaft zu erklären, wird gegenwärtig eine relative Unempfindlichkeit der vaskulären A-II-Rezeptoren diskutiert. Friedman u. Friedman [90] hatten gezeigt, daß sich der periphere Gefäßwiderstand sowohl bei einer relativen Zunahme der intrazellulären Natriumkonzentration als auch bei einer relativen Erhöhung des extrazellulären Kaliumgehalts gegenüber der intrazellulären Kaliumkonzentration erhöht. Durch weitere Untersuchungen konnte später gezeigt werden, daß die pressorische Wirkung von A II in direktem Zusammenhang mit der Natriumkonzentration im Plasma steht [108, 115].

Hierbei scheint der Natriumgehalt der Gefäßwand direkten Einfluß auf die Empfindlichkeit eines spezifischen A-II-Rezeptors zu haben. Diese Auffassung wird gestützt durch Untersuchungen von Brunner et al. [35], die im Tierversuch zeigen konnten, daß eine positive Natriumbilanz die Affinität dieser Rezeptoren zu A II erhöhte und umgekehrt eine negative Natriumbilanz diese senkte. Auf diese Weise konnte man beim Zustand der Salzverarmung den konstant bleibenden Blutdruck dadurch erklären, daß die Angiotensinrezeptoren unempfindlicher werden und die Gefäße auf die erhöhten Konzentrationen von A II in geringerem Maße ansprechen. Da in der normalen Schwangerschaft das RAAS zwar aktiviert wird und folglich die Konzentration von A II im Plasma erhöht ist, aber der Blutdruck im Bereich der Normalwerte für Nichtschwangere bleibt bzw. sogar abfällt, könnte der erwähnte Mechanismus die Ursache der in der Schwangerschaft beobachteten verminderten Ansprechbarkeit gegenüber pressorischen Substanzen sein.

Diese Befunde und Ergebnisse weiterer Untersuchungen, die im folgenden diskutiert werden, deuten darauf hin, daß die Regulation der Natriumbilanz an der Gefäßwand und die damit zusammenhängende Änderung der Affinität der vaskulären Angiotensinrezeptoren sowie die Empfindlichkeit der glatten Muskulatur der Gefäße, die ihrerseits auch wiederum von mehreren weiteren Faktoren abhängig ist, das physiologische Substrat der verminderten Empfindlichkeit der Gefäße gegenüber vasopressorischen Substanzen in der Schwangerschaft darstellen.

Gant et al. [95] entwarfen ein erweitertes Modell zur Erklärung der bisherigen Aussagen über die Pressorwirkung von A II in der Schwangerschaft; 3 Determinanten könnten nach der Vorstellung dieser Arbeitsgruppe die Wirkung von A II modifizieren: a) das Plasmavolumen, das u. a. auch eine Regelgröße des RAAS darstellt, b) die endogene Konzentration von A II und c) die spezifische Empfindlichkeit der Arteriolen. Sie versuchten, bei Erstgebärenden nahe am Geburtstermin den Einfluß dieser Determinanten zu bestimmen. Dazu erhöhten sie das Plasmavolumen der Probandinnen durch schnelle Infusion von 1 000 ml physiologischer Kochsalz- oder 500 ml 6%iger Dextranlösung und bestimmten Hämatokrit, PRA und APD. Hämatokrit und PRA zeigten einen Abfall; die APD änderte sich jedoch nicht, während es in einer Kontrollgruppe von Nichtschwangeren unter gleichen Bedingungen zu einem Abfall der APD gekommen war. Wenn aber den schwangeren Versuchspersonen die gleiche Kochsalzmenge als 5%ige Lösung infundiert wurde, verringerte sich die Pressordosis um durchschnittlich 36%. Der Einfluß der Infusion von A II konnte in dieser Versuchsanordnung ausgeschlossen werden, indem bei weiteren Kontrollgruppen gezeigt wurde, daß die Infusion von physiologischer bzw. 5%iger Kochsalzlösung ohne vorherige Infusion von A II ebenfalls einen Abfall der PRA zur Folge hatte. Aus diesen Resultaten zogen sie den Schluß, daß bei Schwangeren Änderungen des Plasmavolumens und der Konzentration des endogenen A II eher eine untergeordnete Rolle spielen und die spezifische Empfindlichkeit der Gefäßmuskulatur gegenüber A II von größerer Bedeutung ist. Sie diskutierten in Anlehnung an die Ergebnisse von Brunner et al. [35] eine Änderung der intrazellulären Natriumkonzentration und/oder der Anzahl der Angiotensinrezeptoren. Der nach Infusion von hypertoner Kochsalzlösung eintretende Abfall der Pressordosis kann folglich nicht auf eine exzessive Änderung des Plasmavolumens oder der PRA (als indirektes Maß für A II) zurückgeführt werden, da sowohl der Hämatokrit als auch die PRA im gleichen Bereich wie nach der Infusion von isotoner Kochsalz- oder Dextranlösung lagen. Ferner konnte durch eigene Untersuchungen bei Erstgebärenden zwischen der 28. und 32. SSW gezeigt werden, daß eine Korrelation zwischen der PRA und der APD im Gegensatz zu Nichtschwangeren nicht vorlag (vgl. 4.2.7).

In einer ergänzenden Studie bestätigten Cunningham et al. [55] die Ergebnisse ihrer eigenen Arbeitsgruppe. Sie infundierten Schwangeren mit Sichelzellanämie 800–1 075 ml Erythrozytenkonzentrat innerhalb von 15–90 min, um dadurch eine effektivere Volumenexpansion als mit Dextran- oder physiologischer Kochsalzlösung erreichen zu können. Die Angiotensinempfindlichkeit zeigte jedoch auch nach dieser Methode der Volumenexpansion keine Unterschiede.

Unter Berücksichtigung der bisher diskutierten Ergebnisse treten zwei wichtige Fragen auf: 1) Was ist der Grund der verminderten Gefäßansprechbarkeit gegenüber A II während der normalen Schwangerschaft? 2) Welche Faktoren führen bei Gestose schon mehrere Wochen vor Beginn der typischen klinischen Symptome zum Verlust dieser Unempfindlichkeit? In einer Zusammenstellung der bis dahin publizierten Arbeiten stellten McGiff et al. [163] die Bedeutung der Prostaglandine der Gruppe E (PGE) in der Regulation des Gefäßtonus und der Gefäßansprechbarkeit in den Vordergrund. Es ist bekannt, daß PGE intramural in den Blutgefäßen synthetisiert wird und seine Wirkung lokal durch einen der Vasokonstriktion und der antinatriuretischen Wirkung vasopressorischer Substanzen entgegenwirkenden Mechanismus entfaltet. Außerdem wird die Freisetzung von Noradrenalin an den vasokonstriktorischen Nervenenden gehemmt.

Der mögliche Einfluß der Prostaglandine auf die uteroplazentare Durchblutung und deren Bedeutung bei der Entstehung der Gestose wurden unter 2.2 ausführlich besprochen. Besonders wichtig erscheint hier die Feststellung von Terragno et al. [268], die bei anästhesierten Hündinnen nachweisen konnten, daß die intravenöse Applikation von Indomethacin, einem Prostaglandinsynthetasehemmer, einerseits zu einem signifikanten Abfall des uterinen Blutflusses mit gleichzeitiger Abnahme der Konzentration von PGE in der uterinen Vene führt, andererseits aber einen Anstieg des mittleren arteriellen Drucks zur Folge hat. Ähnliche Ergebnisse und eine Zunahme der Angiotensinempfindlichkeit wurden kürzlich von O'Brien et al. [184] bei Kaninchen nach intravenöser Injektion von Indomethacin berichtet. Diese Wirkung von Indomethacin blieb von gleichzeitiger Verabreichung eines α-Rezeptorenblockers unbeeinflußt. Weiterhin wurde gezeigt, daß bei gesunden Schwangeren nach der 28. SSW die orale Zufuhr von 50 mg Indomethacin oder 1,3 g Acetylsalizylsäure, einem weiteren Prostaglandinsynthetasehemmer, ebenfalls einen deutlichen Anstieg der Angiotensinempfindlichkeit verursacht [75].

Folgender Mechanismus liegt der Prostaglandinwirkung möglicherweise zugrunde: Vasodilatorisch wirksame Prostaglandine stimulieren, wie evtl. auch das Choriongonadotropin, die Adenylzyklase, welche die intrazelluläre Umwandlung von Adenosintriphosphat in zyklisches Adenosinmonophosphat (AMP) aktiviert.

Infolge einer Verschiebung zwischen freier und gebundener Kalziumfraktion kommt es dann zu einer Vasodilatation. Diese Wirkung von zyklischem AMP ist der des Angiotensins entgegengerichtet. Everett et al. [76] überprüften diesen hypothetischen Prostaglandineffekt indirekt, indem sie Patientinnen mit Gestose und erhöhter Angiotensinempfindlichkeit 4 Tage lang mit dem Phosphodiesterasehemmer Theophyllin behandelten. Die Blutdruckreaktion gegenüber A II war danach deutlich abgeschwächt. Auf die Bedeutung des zyklischen AMP für die Kontraktilität der glatten Muskulatur und die Beziehungen zu Angiotensin und den Prostaglandinen ist Meyer [173] ausführlich eingegangen.

Die direkte Wirkung der vasodilatorischen PGE auf die Gefäßansprechbarkeit wurde von O'Brien et al. [184] bestätigt. Sie wiesen bei trächtigen Kaninchen nach intravenöser Applikation von PGE_2 eine signifikante Abnahme der Blutdruckreaktion gegenüber A II nach. In gleicher Versuchsanordnung zeigte Prostaglandin $F_{2\alpha}$ ($PGF_{2\alpha}$) jedoch keinen Einfluß auf die Blutdruckreaktion. Weiterhin konnte die gleiche Arbeitsgruppe bei trächtigen Kaninchen nach Reduktion der essentiellen Fettsäuren im Futter eine signifikant höhere Empfindlichkeit gegenüber A II als bei normal ernährten Tieren nachweisen [185]. Im Gegensatz zu den Prostaglandinsynthetasehemmern hatte die diätetische Reduktion des Prostaglandinpräkursors keine Erhöhung des basalen Blutdrucks zur Folge. Weder die diätetischen Maßnahmen bei Kaninchen, noch eine Vorbehandlung mit Indomethacin bei gesunden Männern führten zu einer Veränderung der Reninaktivität und der Reninkonzentration im Plasma [182].

Kürzlich stellte die Arbeitsgruppe um Gant eine weitere Hypothese auf, um die Veränderung der Angiotensinempfindlichkeit erklären zu können. Auf der von der Arbeitsgruppe gemachten Beobachtung basierend, daß die Gefäßansprechbarkeit gegenüber A II innerhalb von 15–30 min nach der Entwicklung der Plazenta deutlich zunimmt, spekulierten Everett et al. [77] auf ein Hormon plazentarer Herkunft und mit schnellem Abbau. Diese Überlegung wurde unterstützt durch eine weitere Beobachtung, daß nämlich dieser prompte Verlust der Angiotensinempfindlichkeit nicht eintrat, wenn Schwangeren in der zweiten Phase der Geburt hohe Dosen von Progesteron intramuskulär appliziert wurden. Andererseits hatte jedoch die intravenöse Infusion keinen Einfluß auf die Gefäßansprechbarkeit bei Schwangeren mit leichter Hypertonie. Die kontinuierliche intravenöse Infusion von 5α-Dihydroprogesteron (5α-DHP) führte wiederum zu einer sukzessiven Abnahme der Angiotensinempfindlichkeit. In einer weiteren Versuchsanordnung konnte die durch Indomethacin erhöhte Angiotensinempfindlichkeit mittels intravenöser Infusion von 5α-DHP wieder rückgängig gemacht werden. Die Autoren [77] postulierten eine Wirkung von 5α-DHP auf die Synthese, den Abbau oder die Wirkung der Prostaglandine. Die Bedeutung dieser Hormone bei der Entstehung der Gestose bzw. der Abnahme der Gefäßansprechbarkeit in der normalen Schwangerschaft bleibt jedoch unklar, da die gleiche Arbeitsgruppe in einer neueren Untersuchung signifikante Unterschiede in den Plasmakonzentrationen sowohl von Progesteron als auch von 5α-DHP zwischen Frauen mit unkomplizierter Schwangerschaft und solchen mit später aufgetretener Gestose nicht zeigen konnten [198].

Aus diesen bisherigen Berichten können folgende Feststellungen und Schlußfolgerungen abgeleitet werden. In der normalen Schwangerschaft kommt es zur Abnahme der Gefäßansprechbarkeit gegenüber A II und wahrscheinlich auch gegenüber anderen vasopressorischen Substanzen. Diese Abnahme der Empfindlichkeit der Gefäße resultiert aus einer verminderten Ansprechbarkeit der glatten Muskulatur der Gefäße und ist nicht die Folge von Veränderungen des Plasmavolumens oder des RAAS. Es gibt Hinweise, daß die vasodilatorischen Prostaglandine der Gruppe E durch eine lokale Wirkung bei der Regulation der Gefäßansprechbarkeit beteiligt sind. Die Wirkung der PGE wird wahrscheinlich durch zyklische Nukleotide moduliert. Obwohl ein direkter Effekt von Progesteron bzw. seinen Metaboliten nicht mit Sicherheit ausgeschlossen werden kann, ist es naheliegend, daß v.a. das 5α-DHP seine Wirkung über die Prostaglandine ausübt. Ob es sich hierbei um eine vermehrte Synthese oder einen verminderten Abbau handelt, bleibt unklar. Bei Frauen mit später aufgetretenen hypertensiven Komplikationen kommt es schon mehrere Wochen vor Auftreten der klinischen Symptome zu einer deutlichen Zunahme der Gefäßansprechbarkeit. Der genaue Mechanismus ist nicht bekannt. Die Frage, ob durch Maßnahmen, die die Zunahme der Gefäßansprechbarkeit wiederherstellen, der Entwicklung der Gestose vorgebeugt werden kann, kann zum gegenwärtigen Zeitpunkt noch nicht beantwortet werden.

2.5 Methoden zur Früherkennung der Gestose

Die Suche nach einer geeigneten Methode zur Früherkennung der Gestose ist nicht neu. Mehrere Tests wurden in der Vergangenheit beschrieben. Beinahe alle mußten jedoch wegen ungenügender Aussagekraft oder zu großen methodischen Aufwands aufgegeben werden. „Cold Pressor Test" [112] und „Flicker Fusion Test" [144] waren die ersten Methoden, die bereits in der ersten Hälfte dieses Jahrhunderts eingesetzt wurden, um die gestosegefährdeten Schwangeren frühzeitig zu erfassen. Die Ergebnisse haben jedoch gezeigt, daß beide Tests keine genügende Aussagekraft in der Früherkennung der Gestose hatten [48].

Die ersten Untersuchungen unter standardisierten Bedingungen wurden von Raab et al. [212] durchgeführt. Sie konnten zeigen, daß Schwangere mit später aufgetretener Hypertonie eine im Mittel deutlich stärkere Blutdruckreaktion gegenüber Infusionen von Adrenalin und Noradrenalin hatten als solche mit ungestörtem Schwangerschaftsverlauf. Die Aussagekraft dieser Methode war jedoch ebenfalls gering, da viele Frauen mit einem ungestörten Schwangerschaftsverlauf eine ähnlich hohe Blutdruckreaktion gegenüber Adrenalin und Noradrenalin aufwiesen wie Frauen mit später aufgetretener Gestose. Die Aussage dieser Untersuchungen muß weiterhin kritisch betrachtet werden, da Angaben über Parität und vorbestehende Erkrankungen sowie über die Zusammensetzung der einzelnen untersuchten Gruppen nicht ausreichend dokumentiert wurden.

Die regelmäßige Blutdruckmessung spielt für die rechtzeitige Diagnose einer Gestose sicher eine wesentliche Rolle. Auf die Bedeutung regelmäßiger Blutdruckkontrollen in der ersten Hälfte der Schwangerschaft für die spätere Entwicklung einer Gestose wiesen bereits 1963 Fallis u. Langford [80] hin. Bei jungen Erstgebärenden fanden sie häufiger Gestosen, wenn der mittlere Blutdruck im 2. Trimenon 120/70 mmHg oder mehr betrug. In einer späteren retrospektiven Untersuchung konnten Page u. Christianson [196] diese Feststellung erhärten. Bei annähernd 15000 Entbindungen konnten sie zeigen, daß u.a. die Häufigkeit der Gestose deutlich größer war, wenn der Mittelwert des mittleren arteriellen Blutdrucks (MAD) im 2. Trimenon 90 mmHg oder mehr betrug.

Auch Gallery et al. [91] machten bei einer gut dokumentierten prospektiven Untersuchung die Beobachtung, daß der Blutdruck bei Frauen, die später an einer Gestose erkrankten, in der Frühschwangerschaft signifikant höher war als bei Frauen mit unauffälligem Schwangerschaftsverlauf. Sowohl von Page u. Christianson [196] als auch von Gallery et al. [91] wurde eine Trennung zwischen Erst- und Mehrgebärenden nicht vorgenommen. Weiterhin erfolgten die Blutdruckmessungen, v.a. in der großen Studie von Page u. Christianson [196], nicht unter standardisierten Bedingungen. Auch wurde von keinem Untersucher der Versuch unternommen, anhand der Blutdruckmessung das individuelle Risiko einer späteren hypertensiven Komplikation abzuschätzen, so daß die Aussagekraft der Blutdruckmessung hinsichtlich der Früherkennung der Gestose für eine individuelle Schwangere offen blieb.

Die unspezifische Aminohydrolase Desoxycytidylatdesaminase spielt in der Biosynthese der Desoxynukleotiden eine wichtige Rolle. Die Bedeutung dieses Enzyms bei Gestose wurde kürzlich von Williams u. Jones [300] in den Vordergrund gestellt. Obwohl die Aktivität dieses Enzyms während der normalen Schwangerschaft keine wesentlichen Schwankungen aufweist, kommt es dagegen bei Gestose zu einem deutlichen Anstieg. Von 236 gesunden Schwangeren hatten lediglich 3 eine hohe Enzymaktivität. Andererseits wiesen alle 3 Schwangeren mit einem intrauterinen Fruchttod und alle 28 Frauen mit einer Gestose eine hohe Enzymaktivität auf. Die Höhe der Enzymaktivität korrelierte mit dem Schweregrad der Erkrankung. Diese Feststellung konnte kürzlich von Székely et al. [261] in einem kleinen Kollektiv bestätigt werden; diese Autoren konnten zeigen, daß die durchschnittliche Enzymaktivität bei Gestose höher war als bei gesunden Schwangeren. Redman et al. [220] berichteten von einer kleinen Gruppe von Schwangeren, daß die Enzymaktivität der Desoxycytidylatdesaminase bei Gestose schon einige Wochen vor Auftreten der klinischen Symptome anstieg. Es muß hier jedoch betont werden, daß die untersuchten Schwangeren entweder eine vorbestehende Hypertonie oder eine Nierenerkrankung hatten und daher mit gesunden Schwangeren nicht ohne weiteres verglichen werden können. Obwohl Williams u. Jones [300] eine niedrige Rate an falsch-positiven und falsch-negativen Resultaten hatten, muß die Wertigkeit dieser Enzymbestimmung zur Früherkennung der Gestose in größeren Kollektiven überprüft und bestätigt werden. Weiterhin muß v.a. noch die Frage geklärt werden, ob der Anstieg der Enzymaktivität in einem ausreichenden zeitlichen Abstand zu den klinischen Symptomen eintritt, so daß eine Früherkennung ermöglicht wird. Ferner stellen methodische Probleme bei der Bestimmung der Aktivität dieses Enzyms die praktische Bedeutung dieser Methode in Frage.

Als weitere Möglichkeiten zur Früherkennung der Gestose wurden Veränderungen im Gerinnungssystem, v.a. das Verhalten des Quotienten Faktor-VIII-assoziiertes Antigen/Faktor-VIII-Gerinnungsaktivität [219], die Bestimmung der Plasmaaktivität von Antithrombin III [292] und rheologischer Parameter [241] sowie die Bestimmung der metabolischen Clearance von Dehydroepiandrosteronsulfat [92] herangezogen. Diese Untersuchungen erfordern jedoch einen großen methodischen Aufwand in Speziallabors und sind deswegen für klinische Fragestellungen nicht geeignet. Kürzlich berichteten Conradt et al. [53] über die Erfahrungen mit dem von ihnen entwickelten Gestoseselektionstest, der auf einer einmaligen intravenösen Injektion eines β-Sympathikomimetikums (Fenoterol) beruht. Sie fanden bei 72 untersuchten Schwangeren keine falsch-negativen Ergebnisse. Der Einsatz dieser Früherkennungsmethode wird jedoch dadurch erheblich eingeschränkt, daß dieser Test wegen der möglichen Nebenwirkungen des verabreichten Präparats nur unter ärztlicher Aufsicht durchgeführt werden kann.

Als ein für die Praxis geeigneter, lediglich auf mehrfachen Blutdruckkontrollen basierender Test hat der erstmalig 1974 von Gant et al. [94] beschriebene „supine pressor test" („roll-over test") in den vergangenen Jahren eine große Bedeutung gewonnen. Die Autoren berichteten, daß dieser Test bei etwa 90% der Schwangeren, bei denen sich später im Verlauf der gleichen Schwangerschaft eine Gestose entwickelte, positiv ausfiel; nur bei 9% war das Testergebnis negativ. Mehrere Autoren berichteten in der Zwischenzeit über ihre eigenen, unterschiedlichen Ergebnisse mit diesem einfachen Test, die z.T. aber unter nicht einheitlichen Bedingungen gewonnen wurden. Auf die Einzelheiten der Methodik und die bisherigen Erfahrungen mit dem Lagerungstest (eigene Übersetzung der angloamerikanischen Bezeichnungen) wird unter 3.4.3 und 4.1.1 näher eingegangen.

Zusammenfassend kann gesagt werden, daß in der Vergangenheit bereits mehrfach der Versuch gemacht worden ist, z.T. anhand von Daten retrospektiver Untersuchungen, die oft unter nichtstandardisierten Bedingungen durchgeführt worden sind, Empfehlungen für die Früherkennung hypertensiver Schwangerschaftskomplikationen auszusprechen. Die eigenen Studien dienten dazu, bei zum Zeitpunkt der Untersuchung gesunden Schwangeren zu Beginn des 3. Trimenons durch den Einsatz verschiedener Früherkennungsmethoden ein erhöhtes Risiko einer später in der gleichen Schwangerschaft auftretenden hypertensiven Komplikation zu erkennen. Schließlich wird die Aussagekraft der verschiedenen Methoden vergleichend dargestellt.

3 Methodik und Versuchspersonen

Alle Schwangeren wurden von dem betreuenden Arzt in der Schwangerenvorsorge-Ambulanz der Universitäts-Frauenklinik Bonn über Art und Ziel der Untersuchungen zur Früherkennung von hypertensiven Schwangerschaftskomplikationen aufgeklärt. Vor Beginn der Untersuchungen über die Veränderung der Angiotensinempfindlichkeit, bei denen die unter 4.2 erwähnten Substanzen verabreicht und/oder Blutentnahmen durchgeführt wurden, erfolgte ein zusätzliches ärztliches Aufklärungsgespräch. Das Einverständnis der so informierten Schwangeren für die Untersuchungen und die Blutentnahmen wurde mündlich gegeben.

3.1 Blutentnahmen

Der Zeitpunkt für die einzelnen Blutentnahmen bei den verschiedenen Untersuchungen wird in den jeweiligen Unterkapiteln bzw. Abschnitten im Detail beschrieben.

Zur Bestimmung der Reninaktivität wurde nach mindestens 30 min Linksseitenlage das Blut unmittelbar nach der Entnahme in vorgekühlte Glasröhrchen eingefüllt, welche Dinatriumäthylendiamintetraazetat (Dinatrium-EDTA, Endkonzentration 10 mg/10 ml Blut) enthielten. EDTA führt als Komplexbildner zu einer partiellen Hemmung der kalziumabhängigen Enzymaktivität des „converting enzyme“ und der Angiotensinasen. Das Blut wurde bis zur Zentrifugation bei ca. 4 °C (Kühlgefäß mit Eis) aufbewahrt und baldmöglichst in einer Kühlzentrifuge bei 4 °C und 4000 U/min zentrifugiert. Das Plasma wurde in Aliquots aufgeteilt und bis zur radioimmunologischen Aufarbeitung bei −25 °C eingefroren. Durch die sofortige und kontinuierliche Kühlung der Blut- bzw. Plasmaproben wurde ein unkontrollierter Ablauf der enzymatischen Reaktion zwischen Renin und seinem Substrat vermieden.

Die Plasmaproben wurden später aufgetaut, und es wurden darin mit den unten beschriebenen radioimmunologischen Methoden die Reninaktivität sowie die Konzentrationen von Aldosteron, Progesteron, Östradiol, Östriol und Prolaktin bestimmt.

Für die klinisch-chemischen Bestimmungen und für die radioimmunologische Bestimmung der Prolaktinkonzentration im Serum bei der unter 4.2.6 beschriebenen Studie wurde jeweils eine Nativblutprobe entnommen und anschließend durch Zentrifugation bei 4000 U/min Serum gewonnen. Die Serumproben wurden in Aliquots aufgeteilt. Die Bestimmung der Prolaktinkonzentration erfolgte in den bei −25 °C eingefrorenen und später aufgetauten Proben. Die klinisch-chemischen Bestimmungen im Serum wurden bis auf die Bestimmung der Harnsäurekonzentration am Tage der Blutentnahme durchgeführt. Die Bestimmung der Harnsäurekonzentration im Serum erfolgte ebenfalls in den bei −25 °C eingefrorenen und später aufgetauten Serumproben.

3.2 Radioimmuntests

3.2.1 Bestimmung der Plasmareninaktivität

Die Plasmareninaktivität (PRA) wurde in einer leichten Modifikation der von Haber et al. [105] angegebenen Methode durch radioimmunologische Messung von Angiotensin I (A I) bestimmt, welches während einer Inkubation der Plasmaproben bei physiologischer Körpertemperatur (37 °C) unter definierten Bedingungen entstanden war. Das Plasma wurde bei dem physiologischen pH-Wert (7,4) und abweichend von der Originalmethode nur 1 h lang inkubiert. Da in der Schwangerschaft höhere Reninaktivitäten zu erwarten sind, konnte auch bei diesem pH-Wert, der deutlich oberhalb des pH-Optimums von 5,6–5,9 liegt, eine unproblematische Messung des entstandenen A I durchgeführt werden. Die radioimmunologische Bestimmung von A I wurde mit dem Reninreagenziensatz der Fa. Schwarz/Mann (Abteilung der Becton, Dickinson & Company, 6900 Heidelberg) durchgeführt. Eine ausführliche Beschreibung des Versuchsansatzes erfolgte an anderer Stelle [138]. Der Variationskoeffizient der angewandten Methode lag bei Bestimmungen in der Serie zwischen 7% und 9%, bei Bestimmungen von Tag zu Tag bei 14%. Aus diesem Grund wurden alle Plasmaproben einer Versuchsperson jeweils im gleichen Radioimmuntest aufgearbeitet. Weitere Untersuchungen zur Qualitätskontrolle der Methode (Präzision, Empfindlichkeit, Wiederfindung, Praktikabilität) sind an anderer Stelle ausführlich beschrieben worden [178].

3.2.2 Bestimmung der Aldosteronkonzentration im Plasma

Die Aldosteronkonzentration im Plasma (PA) wurde unter Verwendung der von Vetter et al. [283] beschriebenen Methode nach 3maliger Extraktion von Aldosteron mit Dichlormethan radioimmunologisch bestimmt. Die Verwendung eines hochspezifischen Antikörpers ermöglichte eine direkte Bestimmung, ohne daß eine vorherige chromatographische Isolierung des Aldosterons notwendig war. (Der Aldosteronantikörper wurde von Herrn Prof. Dr. H. Vetter, Bonn/Münster, zur Verfügung gestellt.) Radioaktiv markiertes Aldosteron und der Aldosteronstandard wurden aus dem Angebot einer Herstellerfirma bezogen (New England Nuclear, 6072 Dreieich). Der Radioimmuntest wurde an anderer Stelle ausführlich dargestellt [138]. Der Variationskoeffizient in der Serie betrug 11%.

3.2.3 Bestimmung der Konzentration von ovariellen Steroiden und von Prolaktin im Plasma

Die Plasmakonzentrationen von Östradiol-17β, Progesteron und Östriol wurden radioimmunologisch bestimmt. Nach Extraktion von 1 ml Plasma mit Diäthyläther wurden die kreuzreagierenden Steroide durch Verteilungschromatographie an Kieselgursäulen unter Verwendung eines modifizierten Elutionsverfahrens voneinander getrennt [143, 157].

Die radioimmunologische Bestimmung von Prolaktin erfolgte nach der Methode von Reuter et al. [222] unter Verwendung eines Reagenziensatzes des Instituts für Radioelemente, Fleurus/Belgien.

Die Bestimmung der Konzentrationen von ovariellen Steroiden und von Prolaktin (4.2.3 und 4.2.6) im Plasma erfolgte in den Laboratorien der Abteilung für Gynäkologische Endokrinologie der Universitäts-Frauenklinik Bonn.

3.3 Bestimmung der Konzentrationen von Harnsäure, Natrium und Kalium im Serum, von Natrium im 24-h-Urin sowie des Hämatokrits und der Hämoglobinkonzentration

Die klinisch-chemischen Bestimmungen wurden in der Abteilung für Klinische Chemie der Universitäts-Frauenklinik Bonn durchgeführt.

Die Konzentration der Harnsäure im Serum wurde mittels der Urikase-Katalase-Methode [131], einem enzymatischen Farbtest, unter Verwendung eines Reagenziensatzes der Fa. Boehringer Mannheim Diagnostica, 6800 Mannheim, bestimmt.

In den unter 4.2.1, 4.2.2 und 4.2.7 beschriebenen Untersuchungen wurde die Konzentration von Natrium und Kalium im Serum sowie von Natrium im 24-h-Urin flammenphotometrisch gemessen. Die Zyanmethämoglobinmethode wurde zur Bestimmung der Hämoglobinkonzentration und die Mikrohämatokritmethode zur Bestimmung des Hämatokrits herangezogen.

Die klinisch-chemischen Bestimmungen wurden in der Abteilung für Klinische Chemie der Universitäts-Frauenklinik Bonn durchgeführt.

3.4 Kreislaufuntersuchungen

3.4.1 Messung des arteriellen Blutdrucks

Die konventionelle indirekte Blutdruckmessung nach der klassischen Methode durch Auskultation der Korotkow-Töne ist, über die Variabilität des Untersuchers, u.a. bezüglich Konzentration, Reaktionszeit, Hörschärfe und Interpretation von Korotkow-Tönen hinaus, noch durch weitere Fehlerquellen belastet. Bei wiederholten Blutdruckmessungen oder bei Studien, an denen mehrere Untersucher beteiligt sind, kann ein systematischer Fehler dadurch eintreten, daß ein Beobachter durchweg höhere oder niedrigere Werte abliest als ein anderer. Die Fehler aus Endzifferpräferenzen und das Vorurteil für oder gegen gewisse Blutdruckwerte, besonders bei sukzessiver Ablesung, stellen zusätzliche Fehlermöglichkeiten dar [140, 231]. Aus diesen Überlegungen resultiert die Notwendigkeit der Standardisierung der indirekten Blutdruckmessung als eine der wichtigsten Voraussetzungen für die Vergleichbarkeit epidemiologischer Untersuchungen.

Durch die Verwendung eines automatischen Blutdruckmeßgerätes konnte der Meßvorgang einheitlich durchgeführt und eine gute Vergleichbarkeit der erhaltenen Meßdaten gewährleistet werden. Ramsay et al. [214] sowie Adorjani et al. [7] konnten eine gute Korrelation zwischen den mit den 4 verschiedenen automatischen Meßgeräten ermittelten Blutdruckwerten und den Ergebnissen der Blutdruckmessung mittels eines Random-zero-Quecksilbermanometers zeigen, obwohl mit den automatischen Geräten meist signifikant niedrigere Blutdruckwerte als mit dem Random-zero-Manometer gemessen wurden. Das Prinzip der letztgenannten Methode ist die Reduzierung der subjektiven Komponente durch Vorenthaltung des wirklichen Meßergebnisses während der Messung. Diese kann mittels blinder Variierung des Nullniveaus erreicht werden.

Die Blutdruckmessungen bei den eigenen Untersuchungen erfolgten mit Hilfe der automatischen Blutdruckgeräte BE 207 S und BE 207 SE (Fa. ELAG-Köln, 5000 Köln 30), die untereinander und mit Geräten, die von früheren Untersuchern als geeignet beurteilt worden waren [7, 282], baugleich sind. Diese Geräte pumpen die Blutdruckmanschette durch eine im Gerät eingebaute elektrische Pumpe bis zu einem vorher eingestellten Druck selbsttätig auf und lassen anschließend die Luft mit einer ebenfalls stufenlos einstellbaren Geschwindigkeit langsam aus der Manschette ausströmen, so daß auch geringe Blutdruckschwankungen meßbar sind. Die Manschette enthält eine Schallkammer, die zur Aufnahme der Korotkow-Töne dient. Von dieser Schallkammer werden die Korotkow-Töne zu einem Schallwandler im Gerät übertragen und nach elektronischer Verstärkung durch einen Lautsprecher und einen Zeiger wiedergegeben. Die Länge der Manschette mit einem aufblasbaren Gummiteil von 12 · 24 cm beträgt 42 cm.

Um reproduzierbare Messungen zu erhalten, wurde beim Anlegen der luftleeren Manschette am Oberarm darauf geachtet, daß die in der Manschette befindliche und bezeichnete Schallkammer genau über der A. brachialis plaziert wurde, wobei die Manschette fest anlag, ohne abzuschnüren, und ungefähr 2,5 cm oberhalb der Ellenbeuge endete. Die exakte Lage der Manschette wurde im Ablauf der Untersuchungen mehrfach kontrolliert und ggf. korrigiert. Der Manschettendruck wurde unter Palpation des Radialispulses rasch auf einen Wert aufgepumpt, der ca. 30 mmHg oberhalb desjenigen Manometerdrucks lag, bei dem der Radialispuls verschwindet. Für die Messung wurde der Manschettendruck im Meßbereich des systolischen und des diastolischen Blutdrucks um 2–3 mmHg/s vermindert. Der systolische und der diastolische Blutdruck wurden mit Hilfe der Korotkow-Töne erfaßt und in mmHg wiedergegeben. Der systolische Druck wurde beim ersten Auftreten der Korotkow-Geräusche abgelesen.

Der diastolische Blutdruck in der Schwangerschaft wurde nach den Empfehlungen der Deutschen Liga zur Bekämpfung des hohen Blutdrucks dann abgelesen, wenn die Korotkow-Töne deutlich leiser wurden. Hierbei wird der letzte sich von der Pulswelle unterscheidende Frequenzunterschied von der Schallkammer als IV. Korotkow-Ton erfaßt (Angaben der Herstellerfirma).

Der Blutdruck wurde in linker Seitenlage am rechten, locker gestreckt dem Körper aufliegenden Oberarm gemessen. Die linke Seitenlage wurde bevorzugt, um der Kompression der V. cava inferior durch den Uterus und dem hieraus möglicherweise resultierenden Rückenlageschocksyndrom [120] vorzubeugen.

Der in linker Seitenlage am rechten Oberarm gemessene Blutdruck ist infolge des lagebedingten hydrostatischen Effekts niedriger als der am linken Arm gemessene [247]. Da jedoch, mit Ausnahme des Lagerungstests (vgl. 3.4.3), alle Blutdruckmessungen in derselben Körperposition durchgeführt wurden, konnten die Ergebnisse untereinander verglichen werden. Der Einfluß des hydrostatischen Effekts in verschiedenen Körperlagen wird unter 4.1.1 ausführlich diskutiert werden.

3.4.2 Berechnung des mittleren arteriellen Drucks im 2. Trimenon (MAD-II-Wert)

Da die Druckverhältnisse in den einzelnen Phasen des Herzzyklus unterschiedlich sind, kann der eigentliche Blutdruck am besten aus der Höhe des mittleren arteriellen Drucks (MAD) abgelesen werden. Weiterhin besteht ein praktischer Vorteil darin, daß lediglich nur ein Blutdruckwert dokumentiert werden muß. Der MAD kann mit Hilfe der von Burton [39] empfohlenen Formel

$$\text{MAD} = \frac{\text{systolischer Blutdruck} + 2\text{mal diastolischer Blutdruck}}{3}$$

berechnet werden oder von einem Nomogramm abgelesen werden [196]. In der Praxis hat es sich bewährt, den MAD durch Berechnung der Summe von diastolischem Druck und ⅓ der Blutdruckamplitude zu ermitteln; dies gelingt innerhalb von 1 min durch „Kopfrechnen" und leichter als nach der ursprünglichen Burton-Formel, die lediglich transformiert wurde.

Zur Berechnung des Mittelwerts der mittleren arteriellen Blutdruckwerte im 2. Schwangerschaftsdrittel (MAD-II-Wert) wurden nach dem Vorschlag von Page u. Christianson [196] alle ambulant gewonnenen Blutdruckmessungen zwischen dem 121. und 180. Tag nach dem 1. Tag der letzten Menstruation (entsprechend 18. SSW/3. Tag bis 26. SSW/5. Tag) herangezogen und der Mittelwert errechnet. Die ambulanten Blutdruckmessungen erfolgten in der Schwangerenvorsorge-Ambulanz der Universitäts-Frauenklinik Bonn gewöhnlich bei sitzender Position der Schwangeren. Ein MAD-II-Wert von 90 mmHg oder mehr wurde als positives Testergebnis registriert.

3.4.3 Durchführung des Lagerungstests

Bei diesem erstmalig 1974 von Gant et al. [94] aufgrund einer zufälligen Beobachtung empfohlenen Untersuchung wird zwischen der 28.–32. Schwangerschaftswoche in linker Seitenlage der Blutdruck in 5minütigen Abständen so lange gemessen, bis ein konstanter diastolischer Wert (der sog. Ruheblutdruck) erreicht ist. Dieser Zustand tritt erfahrungsgemäß nach 20–30 min ein. Nach Erreichen des Ruheblutdrucks, frühestens aber nach 30 min Linksseitenlage, wird die Schwangere aufgefordert, sich flach auf den Rücken zu legen; 2 weitere Blutdruckmessungen erfolgen nach 1 und 5 min. Es wird von einem positiven Lagerungstest (eigene Übersetzung der angloamerikanischen Bezeichnungen „supine pressor test" oder „roll-over test") gesprochen, wenn der diastolische Blutdruck nach 5 min Rückenlage um 20 mmHg oder mehr angestiegen ist.

Alle Untersuchungen wurden in einem eigens für diesen Test vorgesehenen, ruhigen und angenehm temperierten Raum vormittags zwischen 8.30 Uhr und 12.00 Uhr durchgeführt.

3.4.4 Angiotensinbelastungstest

Von der Überlegung ausgehend, daß bei Patienten mit hohen Konzentrationen an endogenem Angiotensin II (A II) die vasopressorische Wirkung von exogen zugeführtem A II abgeschwächt ist, beschrieben Kaplan u. Silah 1964 einen Angiotensininfusionstest, um zu einer wenig invasiven und verläßlichen Methode zur Differenzierung zwischen renovaskulärer und essentieller Hypertonie zu kommen [132]. Als Maß für die Blutdruckreaktivität wurde die pro Minute und pro Kilogramm Körpergewicht zu infundierende Menge an Angiotensin-II-amid bestimmt, welche den diastolischen Blutdruck um 20 mmHg gegenüber dem Ausgangswert steigerte.

Wie bereits unter 2.4 ausführlich besprochen, wurde das Verhalten der Angiotensinempfindlichkeit im Verlauf der Schwangerschaft systematisch erstmals von Gant et al. [93] mit Hilfe eines geringfügig modifizierten Angiotensininfusionstests nach Kaplan u. Silah [132] untersucht. Im Vergleich zu der Originalmethode wurden die Schwangeren nicht in Rückenlage, sondern in linker Seitenlage untersucht, um dem Rückenlageschocksyndrom vorzubeugen. Da die infundierte Menge an A-II-amid während des Tests graduell gesteigert wird, wurde in Anlehnung an den Oxytocinbelastungstest von unserer Arbeitsgruppe der Name „Angiotensinbelastungstest" (ABT) eingeführt.

In einem für die Früherkennungstests vorgesehenen ruhigen Raum wurde bei den in linker Seitenlage liegenden Schwangeren zunächst ein intravenöser Zugang am linken Arm gelegt. Um diese Kanüle während der Untersuchung durchgängig zu halten, wurde eine 5%ige Glukoselösung langsam infundiert.

Der Blutdruck wurde am rechten Oberarm nach der unter 3.4.1 ausführlich beschriebenen Methode in Abständen von 5 min gemessen und protokolliert. Nach Erreichen des Ruheblutdrucks, frühestens aber nach 30 min Linksseitenlage, wurde die 5%ige Glukoselösung abgestellt und stattdessen die Lösung von Angiotensin-

II-amid (Hypertensin, CIBA Pharmazeutika, 7867 Wehr) über eine Infusionspumpe infundiert (Gerät T 51 D der Fa. TEKMAR Elektronik, 7000 Stuttgart). Diese Lösung wurde hergestellt, indem eine Trockenampulle mit 2,5 mg Hypertensin in 5 ml (5%ige) Glukoselösung aufgelöst und gut durchgemischt wurde; 1 ml dieser Lösung wurde dann in 500 ml 5%ige Glukoselösung gegeben und nochmals gut durchgemischt, so daß diese Lösung eine Endkonzentration von 1 mg A-II-amid/l enthielt. Der Blutdruck wurde während der Infusion von A-II-amid in 5minütigen Abständen kontrolliert. Zur Erzielung einer möglichst genauen und kontinuierlichen Dosierung wurde ein Infusionssystem verwendet, bei dem 60 Tropfen einem Milliliter der Lösung entsprachen.

Die Infusionsrate, angefangen mit 15 Tropfen/min, entsprechend 250 ng A-II-amid/min, wurde unter Kontrolle des Blutdrucks alle 5 min so lange gesteigert, bis ein Anstieg des diastolischen Blutdrucks um 20 mmHg erreicht war. Die zu diesem Zeitpunkt infundierte Menge an A-II-amid wurde auf das Körpergewicht der Schwangeren bezogen und als Angiotensinpressordosis (APD) in der Maßeinheit $ng \cdot kg^{-1} \cdot min^{-1}$ registriert.

Sobald die Erhöhung des diastolischen Blutdrucks jeweils erreicht worden war, wurde die Infusion mit A-II-amid abgestellt und die im Parallelanschluß liegende Glukoselösung langsam infundiert. Nach Erreichen des Ruheblutdrucks wurde die Angiotensininfusion erneut mit der zuletzt eingestellten Infusionsrate gestartet, um die vorher bestimmte APD zu bestätigen. Bei erwiesener Reproduzierbarkeit des vorherigen Ergebnisses (erneuter Blutdruckanstieg um 20 ± 1 mmHg) galt die eingestellte Infusionsrate als Pressordosis. Nur bei sehr wenigen Schwangeren (2%) war dieser Blutdruckanstieg bei der Kontrolle nicht mehr erreicht; in diesen Fällen wurde der ABT mit der nächst höheren Infusionsrate fortgesetzt und die nunmehr ermittelte APD als Endergebnis festgehalten. Eine APD von weniger als $10\,ng \cdot kg^{-1} \cdot min^{-1}$ wurde als positives Testergebnis dokumentiert.

3.5 Methoden zur Beurteilung der diagnostischen Aussagekraft von Früherkennungsmethoden

Der diagnostische Wert der Früherkennungsmethoden wurde anhand der Kriterien Empfindlichkeit, Spezifität, Voraussagekraft („predictive value") von positiven bzw. negativen Testergebnissen nach den Definitionen von Remein u. Wilkerson [221] und von Vecchio [278] berechnet. Eine kritische Darstellung dieser Methoden zur Beurteilung des diagnostischen Werts solcher Methoden erfolgte durch Büttner [37]. Es wird davon ausgegangen, die Früherkennungsmethoden bezüglich der Vorhersage einer hypertensiven Schwangerschaftskomplikation als qualitativen Test mit binärer Testaussage („positiv" bzw. „negativ") zu betrachten. Eine APD von weniger als $10\,ng \cdot kg^{-1} \cdot min^{-1}$ wird beispielsweise als ein „positives Testergebnis" notiert, ein Ergebnis von $10\,ng \cdot kg^{-1} \cdot min^{-1}$ und darüber dagegen als „negativer Test". Die Klassifikation „krank" (hier: spätere hypertensive Schwangerschaftskomplikation) und „nicht krank" (hier: normoton im Verlauf der weiteren Schwangerschaft) ist ebenfalls binär. Die 4 möglichen Kombinationen werden als „richtig-positiv",

„richtig-negativ", „falsch-positiv" und „falsch-negativ" bezeichnet. Im folgenden wird eine vereinfachte Schreibweise benutzt:

K = Krankheit später aufgetreten,
$\overline{K}$ = Krankheit nicht aufgetreten,
T = Testergebnis positiv,
$\overline{T}$ = Testergebnis negativ.

Die sich hieraus ergebenden möglichen Kombinationen werden in absoluten Häufigkeiten wie folgt notiert:

TK = richtig-positive Ergebnisse,
$T\overline{K}$ = falsch-positive Ergebnisse,
$\overline{T}K$ = falsch-negative Ergebnisse,
$\overline{T}\overline{K}$ = richtig-negative Ergebnisse.

Die Empfindlichkeit gibt die Sicherheit an, mit der Kranke richtig erkannt werden, ausgedrückt als Quotient von richtig-positiven Ergebnissen und der Summe aller später aufgetretenen Krankheitsfälle:

$$\frac{TK}{TK+\overline{T}K}.$$

Die Spezifität gibt die Fähigkeit an, nicht krankheitsgefährdete Schwangere richtig auszuschließen; sie ist formulierbar durch den Quotienten aus richtig-negativen Ergebnissen und der Summe aller normoton gebliebenen Schwangeren:

$$\frac{\overline{T}\overline{K}}{T\overline{K}+\overline{T}\overline{K}}.$$

Die Wahrscheinlichkeit, mit der bei Vorliegen eines positiven Testergebnisses auf das Risiko, später an einer bestimmten Komplikation zu erkranken, geschlossen werden kann, wird als „predictive value" (Voraussagekraft) eines positiven Testergebnisses definiert und wird nach der Formel

$$\frac{TK}{TK+T\overline{K}}$$

ausgedrückt (Quotient von richtig-positiven Ergebnissen und der Summe aller untersuchten Probanden mit einem positiven Testergebnis).
In entsprechender Weise wird die Voraussagekraft eines netativen Testergebnisses definiert:

$$\frac{\overline{T}\overline{K}}{\overline{T}K+\overline{T}\overline{K}}.$$

3.6 Versuchspersonen

Insgesamt 270 gesunde, normotone Erstgebärende, die in der Ambulanz der Universitäts-Frauenklinik Bonn betreut wurden, wurden zwischen der 28. und 32. SSW zur Erkennung eines erhöhten Risikos, später an einer schwangerschaftsbedingten hypertensiven Komplikation zu erkranken, untersucht. Das Alter der untersuchten Schwangeren lag zwischen 15 und 42 Jahren und betrug im arithmetischen Mittel 26 Jahre (SD = ±5 Jahre). Patientinnen mit vorbestehender Hypertonie, Diabetes mellitus, Mehrlingsschwangerschaft, Rhesusinkompatibilität, Herz- oder Nierenkrankheiten wurden nicht in diese Untersuchungen eingeschlossen.

Der weitere Verlauf der Schwangerschaften wurde anhand der Kreißsaalprotokolle und der Aufzeichnungen in den übrigen Krankenunterlagen der jeweiligen Patientinnen nach der Entbindung bzw. nach dem Frühwochenbett ausgewertet. Insgesamt 10 der 270 Frauen hatten eine Frühgeburt (Geburt vor Ende der 37. SSW; 3 dieser Patientinnen hatten gleichzeitig eine hypertensive Komplikation. Da im Einzelfall nicht ausgeschlossen werden kann, daß bei den Frauen mit einer Frühgeburt bei termingerechter Geburt auch eine hypertensive Komplikation aufgetreten wäre, wurden die übrigen 7 Schwangeren in der endgültigen Auswertung nicht berücksichtigt.

Bei 188 Schwangeren wurde vormittags zwischen 8.30 und 12.00 Uhr ein Lagerungstest durchgeführt (vgl. 3.4.3). Der Angiotensinbelastungstest (ABT) wurde bei 236 Frauen vorgenommen (vgl. 3.4.4). Bei 154 von diesen 236 Schwangeren erfolgte der ABT im Anschluß an den Lagerungstest.

Bei 200 Frauen, die mittels eines dieser Tests untersucht wurden, erfolgte auch eine einmalige Bestimmung der Harnsäurekonzentration im Serum. Jeweils vor Beginn der Untersuchungen wurde eine Blutprobe entnommen und Serum zur Bestimmung der Harnsäurekonzentration gewonnen (vgl. 3.3).

Bei 200 Frauen standen auswertbare Ambulanzunterlagen zur Verfügung. Aus dem Mittelwert der zwischen der 18. und 26. SSW ermittelten mittleren arteriellen Blutdruckwerte wurde der mittlere arterielle Druck im 2. Trimenon (MAD-II-Wert) berechnet (vgl. 3.4.2).

Bei 140 Frauen standen Ergebnisse aller 4 beschriebenen Untersuchungsmethoden für eine vergleichende Untersuchung zur Verfügung.

Die statistische Analyse der Daten erfolgte mit Hilfe des X^2-Tests, des Zweistichproben-t-Tests für unabhängige Zufallsstichproben sowie der einfachen linearen Regression.

4 Eigene Untersuchungen: Ergebnisse und Diskussion

4.1 Methoden zur Früherkennung hypertensiver Komplikationen in der Schwangerschaft

4.1.1 Lagerungstest

Ergebnisse

Bei 188 Erstgebärenden wurde ein Lagerungstest durchgeführt. Während 161 Frauen (86%) im weiteren Verlauf der Schwangerschaft keinen pathologischen Blutdruckanstieg aufwiesen, entwickelte sich bei 27 Frauen (14%) eine hypertensive Komplikation. 19 Schwangere bekamen eine Gestose und 8 eine schwangerschaftsbedingte Hypertonie ohne Proteinurie.

In Tabelle 2 ist der klinische Ausgang der Schwangerschaften in Abhängigkeit vom Ergebnis des Lagerungstests dargestellt. Während 57 Frauen (30%) nach 5 min Rückenlage einen Anstieg des diastolischen Blutdrucks (Δp_d) von 20 mmHg oder mehr im Vergleich zu dem diastolischen Ruheblutdruck in Linksseitenlage aufwiesen (positives Testergebnis), zeigten die restlichen 131 Frauen (70%) einen Blutdruckanstieg von weniger als 20 mmHg (negatives Testergebnis). Von den 57 Schwangeren mit positivem Testergebnis hatten 40 Frauen (70%) im weiteren Verlauf der Schwangerschaft keine auffällige Blutdruckerhöhung (falsch-positive

Tabelle 2. Ausgang von 188 Schwangerschaften in Abhängigkeit vom Ergebnis des zwischen der 28. und 32. Schwangerschaftswoche durchgeführten Lagerungstests. (* Falsch-negative Ergebnisse; ** falsch-positive Ergebnisse)

Lagerungstest			Normaler Schwangerschaftsverlauf		Hypertensive Komplikationen			
					Gesamt		Hypertonie	Gestose
	n	(%)	n	(%)	n	(%)	n	n
Untersuchte Schwangere (28.–32. SSW)	188	(100)	161	(86)	27	(14)	8	19
Negatives Testergebnis ($\Delta p_d < 20$ mmHg)	131	(70)	121	(92)	10	(8*)	3	7
Positives Testergebnis ($\Delta p_d \geqslant 20$ mmHg)	57	(30)	40	(70**)	17	(30)	5	12

Tabelle 3. Ausgang von 154 Schwangerschaften in Abhängigkeit von den Ergebnissen des Lagerungstests und des ABT, durchgeführt zwischen der 28. und 32. SSW. (*APD* Angiotensin-II-Pressordosis)

		Angiotensinbelastungstest					
		Positiv ($APD < 10\,ng \cdot kg^{-1} \cdot min^{-1}$)			Negativ ($APD \geqslant 10\,ng \cdot kg^{-1} \cdot min^{-1}$)		
	n	n	Hypertensive Komplikationen	Normoton	n	Hypertensive Komplikationen	Normoton
Positiver Lagerungstest ($\Delta p_d \geqslant 20$ mmHg)	54	29	14	15	25	3	22
Negativer Lagerungstest ($\Delta p_d < 20$ mmHg)	100	11	7	4	89	3	86

Ergebnisse). Bei 17 Frauen (30%) trat jedoch eine hypertensive Komplikation auf; 12 dieser Patientinnen hatten eine Gestose und 5 eine schwangerschaftsbedingte Hypertonie.

Ein negativer Lagerungstest zeigte bei 121 von 131 Frauen (92%) richtig einen unauffälligen Schwangerschaftsverlauf an, doch in den übrigen 10 Fällen (8%) kam es zu einer leichten Form einer hypertensiven Komplikation (falsch-negative Ergebnisse); 3 Patientinnen hatten eine schwangerschaftsbedingte Hypertonie und 7 eine Gestose. Somit war die Häufigkeit hypertensiver Komplikationen in der Gruppe von Frauen mit einem positiven Lagerungstest statistisch signifikant höher als bei den übrigen Schwangeren ($p < 0{,}001$; χ^2-Test, $\chi^2 = 15{,}8$).

Die Berechnung der diagnostischen Aussagekraft (vgl. 3.5) des Lagerungstests in der Früherkennung von hypertensiven Schwangerschaftskomplikationen ergibt eine relativ geringe Empfindlichkeit und Spezifität der Methode (63% bzw. 75%). Die Voraussagekraft eines positiven Testergebnisses ist ebenfalls gering (30%). Die Voraussagekraft eines negativen Testergebnisses beträgt hingegen 92%.

Bei 154 dieser 188 untersuchten Erstgebärenden wurde im Anschluß an den Lagerungstest auch ein ABT durchgeführt. Der klinische Ausgang der Schwangerschaften in Abhängigkeit von den Ergebnissen beider Tests ist in Tabelle 3 dargestellt. Von den 54 Erstgebärenden in diesem Kollektiv, die einen positiven Lagerungstest hatten, zeigten 29 Patientinnen (54%) auch einen positiven ABT ($APD < 10\,ng \cdot kg^{-1} \cdot min^{-1}$), die restlichen 25 Frauen (46%) jedoch ein negatives Ergebnis im ABT. Es fällt auf, daß in der Gruppe von 29 Frauen mit positiven Ergebnissen beider Tests 14 (48%) im weiteren Verlauf der Schwangerschaft eine hypertensive Komplikation hatten, während in der vergleichbar großen Gruppe von Frauen mit einem positiven Lagerungstest, aber negativem ABT nur 3 Schwangere (12%) eine solche Komplikation zeigten. Ähnlich war es in der Gruppe von Frauen mit einem negativen Lagerungstest. Von 11 dieser Frauen, bei denen der durchgeführte ABT negativ war, zeigten 7 später eine hypertensive Komplikation (64%), während in der Gruppe von 89 Frauen, bei denen der anschließende ABT negativ ausgefallen war, nur 3 später eine schwangerschaftsbedingte Hypertonie oder Gestose aufwiesen (3%). So war es bei positivem Ergebnis beider Tests möglich, 14 von 17 Patientinnen (82%), und bei positivem Ergebnis nur des ABT, 7 von 10 Patientinnen (70%) mit einer später auftretenden hypertensiven Komplikation frühzeitig zu erkennen.

Die Berechnung der einfachen linearen Regression ergab weder im Gesamtkollektiv von 154 Schwangeren noch in der Gruppe von Frauen mit einem positiven Ergebnis des Lagerungstests (n = 54) eine signifikante Korrelation zwischen dem diastolischen Blutdruckanstieg nach 5 min Rückenlage (Δp_d-Wert) und der APD ($r = -0{,}254$ bzw. $r = -0{,}136$). Andererseits konnte bei 29 Frauen mit einem positiven Lagerungstest und gleichzeitig auffälligem ABT eine statistisch signifikante negative Korrelation zwischen dem Δp_d-Wert und der APD nachgewiesen werden ($r = -0{,}347$; $p < 0{,}05$).

Diskussion

Gant et al. [94], die den Lagerungstest („supine pressor test") aufgrund einer zufälligen Beobachtung 1974 als eine einfache Methode zur Früherkennung hypertensiver Schwangerschaftskomplikationen beschrieben, berichteten, daß 94% der von ihnen untersuchten Erstgebärenden mit einem positiven Testergebnis ($\Delta p_d \geqslant 20$ mmHg) im weiteren Verlauf der Schwangerschaft an einer Gestose bzw. schwangerschaftsbedingten Hypertonie erkrankten. Andererseits fand sich bei den Schwangeren mit negativem Testergebnis nur in 9% der Fälle eine Gestose.

1977 wurde von Gusdon et al. [103] die Bezeichnung „roll-over test" eingeführt. In der Zwischenzeit berichteten zahlreiche Arbeitsgruppen über unterschiedliche Erfahrungen mit diesem Test [9, 63, 134, 135, 147, 169, 171, 192, 195, 204, 207, 270, 281]. In Tabelle 4 ist das Ergebnis einer Literaturzusammenstellung zur Treffsicherheit des Lagerungstests den eigenen Resultaten gegenübergestellt. Während Karbhari et al. [134] sowie Marshall u. Newman [169] in ausreichend großen Kollektiven über ähnlich gute Erfahrungen wie ursprünglich Gant et al. [94] berichteten, fiel erstmals bei den Untersuchungen von Gusdon et al. [103] und von Phelan et al. [204] mit 50% bzw. 61% eine hohe Rate an falsch-positiven Ergebnissen auf, ohne daß methodische Unterschiede dafür verantwortlich gemacht werden konnten. In späteren Untersuchungen [9, 63, 135, 147, 171, 192, 195, 207, 270, 281] wurde die Aussagekraft dieser Methode in Frage gestellt, da mit 46–86% wiederum eine sehr hohe Rate an falsch-positiven Ergebnissen berichtet wurde. Im Gegensatz zu O'Grady et al. [192], Ottaviano u. Fedi [195], Thompson u. Mueller-Heubach [270] sowie Marx et al. [171], die zwar eine hohe Rate an falsch-positiven Resultaten, aber nur 0–6% falsch-negative Ergebnisse fanden, wurde der Lagerungstest von einigen anderen Autoren auch wegen der hohen Rate an falsch-negativen Ergebnissen als Methode zur Früherkennung der Gestose abgelehnt [9, 63, 135, 147, 207, 281].

In der eigenen Untersuchung trat nur bei 17 von 57 Schwangeren (30%) mit einem positiven Lagerungstest später eine hypertensive Komplikation auf; über zwei Drittel der Probandinnen hatten somit ein falsch-positives Testergebnis. Unter den 131 Schwangeren mit einem negativen Testergebnis kam es bei nur 10 Patientinnen (8%) zu einer schwangerschaftsbedingten Hypertonie oder Gestose.

Im Vergleich zu den bisherigen Mitteilungen (vgl. Tabelle 4), die bis auf 2 Ausnahmen [9, 195] alle aus den USA stammen, war in der vorliegenden Untersuchung die Rate an falsch-positiven Ergebnissen höher (70% gegenüber im Mittel 58% in

Tabelle 4. Zusammenstellung der Literatur über die Aussagekraft des Lagerungstests bei der Früherkennung hypertensiver Komplikationen in der Schwangerschaft

Autoren		Positiver Lagerungstest ($\Delta p_d \geqslant 20$ mmHg)						Negativer Lagerungstest ($\Delta p_d < 20$ mmHg)			
				Hypertensive Komplikationen		Falsch-positiv				Hypertensive Komplikationen (falsch-negativ)	
	n	n	(%)	n	(%)	n	(%)	n	(%)	n	(%)
Gant et al. 1974 [94]	38	16	(42)	15	(94)	1	(6)	22	(58)	2	(9)
Karbhari et al. 1977 [134]	178	29	(16)	27	(93)	2	(7)	149	(84)	11	(7)
Marshall u. Newman 1977 [169]	100	25	(25)	21	(84)	4	(16)	75	(75)	7	(9)
Gusdon et al. 1977 [103]	60	20	(33)	10	(50)	10	(50)	40	(67)	3	(8)
Phelan et al. 1977 [204]	207	54	(26)	21	(39)	33	(61)	153	(74)	6	(4)
O'Grady et al. 1977 [192]	24	13	(54)	3	(23)	10	(77)	11	(46)	0	(0)
Ottaviano u. Fedi 1978 [195]	134	29	(22)	14	(48)	15	(52)	105	(78)	6	(6)
Thompson u. Mueller-Heubach 1978 [270]	62	28	(45)	4	(14)	24	(86)	34	(55)	2	(6)
Didolkar et al. 1979 [63]	85	20	(24)	3	(15)	17	(85)	65	(76)	14	(22)
Poland et al. 1980 [207]	139	55	(40)	24	(44)	31	(56)	84	(60)	36	(43)
Verma et al. 1980 [281]	130	37	(28)	19	(51)	18	(49)	93	(72)	11	(12)
Kassar et al. 1980 [135]	74	47	(64)	12	(26)	35	(74)	27	(36)	8	(30)
Kuntz 1980 [147]	65	28	(43)	15	(54)	13	(46)	37	(57)	10	(27)
Andersen 1980 [9]	191	82	(43)	21	(26)	61	(74)	109	(57)	27	(25)
Marx et al. 1980 [171]	78	45	(58)	15	(33)	30	(67)	33	(42)	2	(6)
Zusammenfassend bisher	1565	528	(34)	224	(42)	304	(58)	1037	(66)	145	(14)
Universitäts-Frauenklinik Bonn	188	57	(30)	17	(30)	40	(70)	131	(70)	10	(8)

der Literatur). Die Tatsache, daß eine richtige Voraussage bei positivem Lagerungstest in so unterschiedlichem Maß angegeben wird, kann teilweise auf eine unterschiedlich intensive Überwachung der Schwangeren mit einem positiven Testergebnis und zum anderen auf unterschiedliche Definitionen der hypertensiven Komplikationen zurückgeführt werden. Für Gant et al. [94] lag eine schwangerschaftsbedingte Hypertonie dann vor, wenn der Blutdruck vor dem 3. Trimenon normal war, dann anhaltend auf mindestens 140/90 mmHg anstieg und von einem Anstieg des diastolischen Blutdrucks um mindestens 20 mmHg über vorausgegangene Werte während der Schwangerschaft begleitet wurde.

Mehrere Autoren schlossen sich bei nachfolgenden Mitteilungen zwecks besserer Vergleichbarkeit der Resultate dieser Definition an [135, 169, 195, 204, 207]. Andere Untersucher bezogen sich auf unterschiedliche Definitionen [9, 103, 192, 270, 281] oder machten keine Angaben [63]. Wir selbst sprechen dann von einer Hypertonie in der Schwangerschaft, wenn unter stationären Bedingungen im Abstand von 6 h mindestens 2mal ein erhöhter Blutdruck ($\geqslant$140 mmHg systolisch oder $\geqslant$90 mmHg diastolisch) gemessen wurde. Der relative Anstieg des Blutdrucks ($\geqslant$30 mmHg systolisch oder $\geqslant$15 mmHg diastolisch gegenüber den Werten während der Schwangerschaft) wurde in dieser Studie nicht berücksichtigt. Ob ein unterschiedliches Alter der Schwangeren eine weitere Erklärungsmöglichkeit für die unterschiedliche Rate an falsch-positiven Ergebnissen darstellt, bleibt offen. Im Gegensatz zu Gant et al. [94], die ihre Untersuchungen bei sehr jungen Erstgebärenden durchgeführt hatten, haben spätere Untersucher hierzu meist keine Angaben gemacht.

Als eine zusätzliche Erklärung der unterschiedlichen Ergebnisse kann auch die teilweise nicht einheitliche Methodik angesehen werden. Bis auf 2 Arbeitsgruppen, die mit automatischen Blutdruckmeßgeräten gearbeitet haben [135, 192], wurde von den anderen Untersuchern ein Quecksilbermanometer benutzt. Die Fehlerquellen der auskultatorischen Blutdruckmessung, v. a. wenn sie innerhalb eines Kollektivs von mehreren Untersuchern durchgeführt wird, wurde an anderer Stelle ausführlich besprochen (3.4.1). Ferner war die Zeitdauer der anfänglichen Linksseitenlage uneinheitlich. Während einige Autoren erst nach Erreichen des Ruheblutdrucks die Patientinnen auf den Rücken drehten, wurde von anderen Untersuchern eine Linksseitenlage von 15 min als ausreichend angesehen.

Die Rate an falsch-negativen Resultaten stimmt hingegen bei den meisten Untersuchern gut überein [94, 103, 134, 169, 171, 192, 195, 204, 270, 281], wobei jedoch von einigen Arbeitsgruppen eine mit 22–43% sehr hohe Rate an falsch-negativen Ergebnissen berichtet wurde [9, 63, 135, 147, 207]. In der eigenen Untersuchung ist sie mit 8% deutlich niedriger als im Mittel in der bisherigen Literatur (14%). Bei den eigenen 10 Patientinnen mit einer hypertensiven Komplikation trotz unauffälligem Lagerungstest handelte es sich in allen Fällen um leichte Formen der Erkrankung.

Die Ursache der lagebedingten Veränderung des Blutdrucks in der Schwangerschaft, insbesondere bei Frauen mit später auftretenden hypertensiven Komplikationen, sind nicht genau geklärt. Als eine hypothetische Erklärung wurde die verminderte Füllung des rechten Herzens durch die partielle Kompression der unteren Hohlvene mit der Folge der Verminderung des Herzminutenvolumens und der Nierendurchblutung diskutiert. Als Folge davon wird aus der Niere vermehrt Renin freigesetzt, das wiederum zu einer vermehrten Bildung von A II führt und dadurch den Blutdruck erhöht. Da bei den Schwangeren, die später eine hypertensive Komplikation entwickeln, auch die Empfindlichkeit der Arteriolen gegenüber A II erhöht ist, kommt es in Rückenlage zu einem deutlichen Anstieg des diastolischen Blutdrucks (positiver Lagerungstest). Obwohl einige Untersuchungen auf eine mögliche Stimulation des Renin-Angiotensin-Systems (RAS) durch die Veränderung der Körperposition hinweisen [27, 290], erscheint diese Erklärung unbefriedigend, da beim Lagerungstest der Anstieg des diastolischen Blutdrucks in Rückenlage bereits innerhalb von 1–5 min eintritt. Es ist sehr unwahrscheinlich, daß schon in dieser kurzen Zeit die Veränderungen im RAS eintreten und auch hämodynamische Folgen haben können. Gant et al. [94] berichteten, daß sie eine Erhöhung der PRA gegenüber dem Wert in Linksseitenlage erst nach 15 min Rückenlage feststellen konnten. Ferner fanden Becker et al. [19] nach 5 min Rückenlage bei Schwangeren keine signifikante Änderung von PRA, PRC, A II, PA oder der Prostaglandine PGA, PGE und PGF, verglichen mit den Messungen in Linksseitenlage.

Die erhöhte PRA in Rückenlage in den Untersuchungen von Weinberger et al. [290] und Brandes et al. [27] ist am ehesten darauf zurückzuführen, daß die PRA zunächst nach 90–120 min Rückenlage und danach erst nach weiteren 120–180 min Seitenlage bestimmt wurde. In einer eigenen Untersuchung bei 26 gesunden Erstgebärenden zwischen der 28. und 32. SSW konnte gezeigt werden, daß es nach 30 min Rückenlage im Anschluß an 30 min Linksseitenlage bei 17 der 26 Probandinnen zu einem Abfall der PRA kam [189]. Obwohl die Mittelwerte der PRA in beiden Körperpositionen ähnlich waren, war dieser Abfall der PRA statistisch signifikant. Alle 26 Schwangeren zeigten einen Anstieg des MAD in Rückenlage, der ebenfalls statistisch signifikant war. Aus diesen Überlegungen kann der Schluß gezogen werden, daß bei kurzfristigen Lageveränderungen in der Schwangerschaft das RAS für die Blutdruckerhöhung nicht unmittelbar verantwortlich gemacht werden kann.

Als eine weitere Erklärung für den prompten Blutdruckanstieg in Rückenlage wurde auch der hydrostatische Effekt des Lagewechsels diskutiert. Sobel et al. [247] führten bei 9 Männern, 8 nichtschwangeren Frauen und 10 gesunden Erstgebärenden zwischen der 24. und 33. SSW 2 im Abstand von 5 min aufeinanderfolgende Lagerungstests durch, wobei der Blutdruck mit Hilfe eines automatischen Blutdruckmeßgerätes alternierend beim ersten Lagerungstest am rechten und beim zweiten Test am linken Oberarm gemessen wurde. Ferner berechneten die Autoren den hydrostatischen Druckeffekt, bedingt durch die unterschiedliche Höhe der Blutdruckmanschette, wenn die Blutdruckmessung in Linksseitenlage am rechten bzw. linken Oberarm durchgeführt wurde. Es stellte sich heraus, daß der Mittelwert des in allen 3 Gruppen in Linksseitenlage am linken, unterhalb der Herzebene liegenden Oberarm gemessenen diastolischen Blutdrucks signifikant höher war als der am rechten Oberarm, während in Rückenlage in den einzelnen Gruppen keine signifikanten Unterschiede nachzuweisen waren. Die Rückenlage führte in allen 3 untersuchten Gruppen zu einem Anstieg des diastolischen Blutdrucks, gemessen am rechten Oberarm, und zu einem Abfall, gemessen am linken Oberarm. Bei Schwangeren war die Blutdruckreaktion signifikant stärker als bei Nichtschwangeren, unabhängig von der Seite der Blutdruckmessung. Verglichen mit der errechneten Höhe des hydrostatischen Druckeffekts ergab sich jedoch in keiner der 3 Gruppen ein signifikanter Unterschied zum lagebedingten Blutdruckanstieg.

Die Autoren dieser Untersuchung führten die lagebedingten Veränderungen des Blutdrucks auf den Effekt des hydrostatischen Drucks zurück und stellten hiermit die Aussagekraft des Lagerungstests als Früherkennungsmethode in Frage. Es muß jedoch betont werden, daß Sobel et al. [247] eine sehr kleine Gruppe von nur 10 gesunden Schwangeren z.T. vor Beginn des 3.Trimenons (24.–33.SSW) untersucht haben. Obwohl die Unterschiede im hydrostatischen Druck beim Wechsel von der Linksseitenlage zur Rückenlage ohne Zweifel einen großen Anteil des diastolischen Blutdruckanstiegs ausmachen, kann mit dieser Versuchsanordnung nicht ausgeschlossen werden, daß tatsächlich Beziehungen zwischen dem lagebedingten Blutdruckverhalten und der späteren Entwicklung einer hypertensiven Komplikation bestehen.

So konnten kürzlich van Dongen et al. [274, 275] in einem größeren Kollektiv von Erstgebärenden jenseits der 28.SSW unter standardisierten Bedingungen nachweisen, daß der diastolische Blutdruckanstieg in Rückenlage bei gesunden Schwangeren im Vergleich zu Nichtschwangeren über den berechneten hydrostatischen Druckeffekt hinaus erhöht war. Schwangere mit einer vorbestehenden und schwangerschaftsbedingten Hypertonie zeigten einen deutlicheren Anstieg des diastolischen Blutdrucks und des MAD in Rückenlage als normotone Schwangere. Ferner zeigten Patientinnen mit einer schwangerschaftsbedingten Hypertonie eine signifikante positive Korrelation zwischen dem diastolischen Blutdruck in Rückenlage und dem diastolischen Blutdruckanstieg nach Umlagerung von Linksseitenlage in Rückenlage.

Ein wichtiges Ergebnis dieser Untersuchungen ist die Feststellung, daß sowohl bei Frauen mit einer schwangerschaftsbedingten Hypertonie als auch bei Patientinnen mit einer vorbestehenden Hypertonie der diastolische Blutdruckanstieg in Rükkenlage größer war als der Anstieg des systolischen Blutdrucks. Da zu erwarten wäre, daß der hydrostatische Blutdruckunterschied die gleiche Auswirkung auf den systolischen Blutdruck hat, kann diskutiert werden, daß bei der Blutdruckreaktion nach Lagewechsel vermutlich auch die Gefäßansprechbarkeit oder der Tonus der Arteriolen eine Rolle spielt. Diese Vermutung ist in Übereinstimmung mit den Ergebnissen von Gant et al. [94], die eine enge Beziehung zwischen der erhöhten Angiotensinempfindlichkeit und einem positiven Lagerungstest und umgekehrt zeigen konnten. In der vorliegenden eigenen Untersuchung fand sich eine negative Korrelation zwischen der APD und dem diastolischen Blutdruckanstieg bei Frauen mit einem positiven Lagerungstest.

Zusammenfassend stellt der Lagerungstest, obgleich der zugrundeliegende physiologische Mechanismus noch unklar ist, eine praktische Methode zur Früherkennung hypertensiver Schwangerschaftskomplikationen dar. Obwohl in den eigenen Untersuchungen wegen der hohen Rate an falsch-positiven Testergebnissen nur eine mäßige Treffsicherheit des Lagerungstests im Vergleich zur bisherigen Literatur (vgl. Tabelle 4) festzustellen ist, kann der Lagerungstest als ergänzende Untersuchung im Rahmen der Schwangerenvorsorge bei Erstgebärenden empfohlen werden. Eine Vereinfachung dieses Tests [187] ermöglicht seine routinemäßige Durchführung: Die erste Blutdruckmessung in Linksseitenlage erfolgt erst nach 25 min; wenn bei einer Kontrolle nach 5 min der diastolische Blutdruck unverändert ist, wird der Lagerungstest durchgeführt; ansonsten erfolgen weitere Blutdruckmessungen in Abständen von 5 min, bis ein diastolisch konstanter Ruheblutdruck erreicht ist. Hiermit beschränkt sich der zeitliche Arbeitsaufwand pro Patientin auf wenige Blutdruckmessungen innerhalb von 10–20 min. Durch die Kombination eines ABT mit dem Lagerungstest kann die Empfindlichkeit des Lagerungstests erhöht (von 63% auf 78%) und gleichzeitig der Kreis der im weiteren Verlauf intensiv zu überwachenden Schwangeren eingeengt werden (40 versus 57); es muß aber ein größerer zeitlicher Aufwand in Kauf genommen werden (vgl. 4.1.2).

4.1.2 Angiotensinbelastungstest

Ergebnisse

Die mittlere Angiotensinpressordosis (APD) betrug bei den 236 untersuchten Erstgebärenden $14{,}9 \pm 6{,}6\,\mathrm{ng \cdot kg^{-1} \cdot min^{-1}}$ ($\bar{x} \pm SD$). Bei 40 Frauen (17%) entwickelte sich im weiteren Verlauf der Schwangerschaft eine hypertensive Komplikation, wobei 29 dieser Patientinnen eine Gestose und 11 Patientinnen eine schwangerschaftsbedingte Hypertonie ohne Proteinurie hatten. Die durchschnittlichen Pressordosen betrugen bei Frauen mit unkompliziertem Schwangerschaftsverlauf (n = 196) $16{,}0 \pm 6{,}3\,\mathrm{ng \cdot kg^{-1} \cdot min^{-1}}$ und bei Schwangeren mit einer hypertensiven Komplikation $9{,}3 \pm 5{,}4\,\mathrm{ng \cdot kg^{-1} \cdot min^{-1}}$ ($\bar{x} \pm SD$). Dieser Unterschied ist statistisch hochsignifikant ($p < 0{,}001$; Zweistichproben-t-Test für unabhängige Zufallsstichproben, $t = 6{,}291$).

Der klinische Verlauf der Schwangerschaften in Abhängigkeit von der Höhe der APD ist in Tabelle 5 dargestellt. Während bei 174 Frauen (74%) Pressordosen von $10\,\mathrm{ng \cdot kg^{-1} \cdot min^{-1}}$ oder mehr erforderlich waren, um den diastolischen Ruheblutdruck um 20 mmHg zu erhöhen (negatives Testergebnis), hatten die restlichen 62 Schwangeren (26%) eine APD von weniger als $10\,\mathrm{ng \cdot kg^{-1} \cdot min^{-1}}$ (positives Testergebnis). Von diesen 62 Schwangeren hatten 31 Frauen einen unkomplizierten Schwangerschaftsverlauf (50% falsch-positive Ergebnisse). Bei 31 Frauen (50%) trat im weiteren Verlauf der Schwangerschaft eine hypertensive Komplikation auf; bei 23 Schwangeren entwickelte sich eine Gestose und bei 8 eine schwangerschaftsbedingte Hypertonie ohne Proteinurie. Auf der anderen Seite hatten 165 der

Tabelle 5. Ausgang von 236 Schwangerschaften in Abhängigkeit vom Ergebnis der zwischen der 28. und 32. SSW durchgeführten Angiotensinbelastungstests. (* Falsch-negative Ergebnisse; ** falsch-positive Ergebnisse)

Angiotensin-belastungstest			Normaler Schwangerschafts-verlauf		Hypertensive Komplikationen			
					Gesamt		Hyper-tonie	Gestose
	n	(%)	n	(%)	n	(%)	n	n
Untersuchte Schwangere (28.–32. SSW)	236	(100)	196	(83)	40	(17)	11	(29)
Negatives Testergebnis ($APD \geq 10\,\mathrm{ng \cdot kg^{-1} \cdot min^{-1}}$)	174	(74)	165	(95)	9	(5*)	3	(6)
Positives Testergebnis ($APD < 10\,\mathrm{ng \cdot kg^{-1} \cdot min^{-1}}$)	62	(26)	31	(50**)	31	(50)	8	(23)

Tabelle 6. Häufigkeit der hypertensiven Komplikationen in der Schwangerschaft in Abhängigkeit von der Höhe der APD als Maß der vaskulären Angiotensinempfindlichkeit, untersucht bei 236 Erstgebärenden zwischen der 28. und 32. SSW

APD	n	Normaler Schwangerschaftsverlauf	Hypertensive Komplikationen
<4,0	2	0	2
4,0– 5,9	7	2	5
6,0– 7,9	25	13	12
8,0– 8,9	12	5	7
9,0– 9,9	16	11	5
10,0–11,9	31	28	3
12,0–13,9	28	26	2
14,0–16,0	29	27	2
>16,0	86	84	2
Gesamt	236	196	40

174 Schwangeren mit einem negativen Testergebnis (95%) im weiteren Verlauf der Schwangerschaft keine pathologische Blutdruckerhöhung, während bei 9 Patientinnen eine hypertensive Komplikation festgestellt wurde (5% falsch-negative Ergebnisse). Diese 9 Patientinnen zeigten alle eine nur leichte Form der schwangerschaftsbedingten Hypertonie oder Gestose. Hiermit war das Auftreten einer hypertensiven Komplikation in der Gruppe von Schwangeren mit einem auffälligen ABT ganz erheblich und signifikant häufiger als bei den übrigen Schwangeren ($p < 0{,}001$; χ^2-Test, $\chi^2 = 64{,}98$).

Die Aufschlüsselung des ABT nach der Höhe der Pressordosis ist aus Tabelle 6 zu entnehmen. Bei den 62 Erstgebärenden mit einer APD unter $10\,\mathrm{ng} \cdot \mathrm{kg}^{-1} \cdot \mathrm{min}^{-1}$ wurde – wie schon beschrieben – in genau der Hälfte der Fälle eine hypertensive Komplikation beobachtet; 2 Schwangere wiesen eine extrem hohe Angiotensinempfindlichkeit auf ($\mathrm{APD} < 4{,}0\,\mathrm{ng} \cdot \mathrm{kg}^{-1} \cdot \mathrm{min}^{-1}$). Bei einer dieser Patientinnen wurde eine mittelschwere und bei der zweiten eine leichte Gestose festgestellt. 26 Schwangere (65%) mit einer später auftretenden Gestose hatten eine APD unter $9{,}0\,\mathrm{ng} \cdot \mathrm{kg}^{-1} \cdot \mathrm{min}^{-1}$. Auf der anderen Seite fand sich bei 11 der 31 Frauen (35%) mit einem falsch-positiven Testergebnis eine grenzwertige APD von $9{,}0$–$9{,}9\,\mathrm{ng} \cdot \mathrm{kg}^{-1} \cdot \mathrm{min}^{-1}$.

Die Berechnung der Kriterien der diagnostischen Zuverlässigkeit (vgl. 3.5) ergab eine gute Aussagekraft des ABT. Die Empfindlichkeit und die Spezifität betragen 78% bzw. 84%. Die Voraussagekraft eines negativen Testergebnisses ist mit 95% deutlich höher als die eines positiven Testergebnisses (50%).

Diskussion

Wie bereits im Kapitel 2.4 ausführlich besprochen wurde, liegt bei Gestose im Gegensatz zur normalen Schwangerschaft eine erhöhte Ansprechbarkeit der Arteriolen und damit des Blutdrucks gegenüber vasopressorischen Substanzen vor. Die genaue Ursache der erhöhten Gefäßansprechbarkeit gegenüber A II ist noch nicht vollständig aufgeklärt. Schon früher war es Gant et al. [93] aufgefallen, daß der Blutdruckanstieg während der Infusion von A-II-amid bei Schwangeren mit einer später auftretenden hypertensiven Komplikation schon häufig zu Beginn des 3. Trimenons, d.h. vor dem Auftreten erster klinischer Symptome einer Gestose erhöht ist. So trat bei 91% der von diesen Autoren untersuchten, bis dahin normotonen Erstgebärenden, bei denen zwischen der 28. und 32. SSW geringere Angiotensininfusionsraten als 8 $ng \cdot kg^{-1} \cdot min^{-1}$ erforderlich waren, um den diastolischen Blutdruck um 20 mmHg zu erhöhen, im weiteren Verlauf der Schwangerschaft eine hypertensive Komplikation auf [93]. Dagegen wurde nur bei 9% der untersuchten Schwangeren, die in diesem Zeitraum gegenüber A II unempfindlich reagierten ($> 8\ ng \cdot kg^{-1} \cdot min^{-1}$), später eine schwangerschaftsbedingte Hypertonie oder Gestose beobachtet. Da die Ergebnisse dieser Arbeitsgruppe an einem ausgewählten Kollektiv von sehr jungen Erstgebärenden (13–17 Jahre alt), vorwiegend Afroamerikanerinnen aus sozial schwachen Schichten, nicht ohne weiteres auf eine europäische Population übertragbar sind, wurde die vorliegende prospektive Untersuchung zur Aussagekraft des ABT durchgeführt.

Die diagnostische Zuverlässigkeit des Angiotensininfusionstests wurde bislang nur von 2 weiteren Arbeitsgruppen an kleinen Kollektiven überprüft. Morris et al. [175] untersuchten 26 Erstgebärende wöchentlich zwischen der 29. und 32. SSW und fanden bei 14 Schwangeren während dieser Zeit mindestens bei einer Untersuchung eine erhöhte Empfindlichkeit gegenüber A-II-amid. Lediglich bei einer Frau entwickelte sich später eine Gestose (hochgerechnet somit 93% falsch-positive Resultate). Andererseits hatten 2 der 12 Frauen, die bei jeder Untersuchung ein negatives Testergebnis hatten, später eine Gestose (hochgerechnet 17% falsch-negative Ergebnisse). Es sind jedoch erhebliche methodische Unterschiede zwischen den Untersuchungen von Morris et al. [175] einerseits und Gant et al. [93] andererseits vorhanden. Während Gants Arbeitsgruppe zur Blutdruckmessung ein Quecksilbermanometer benutzte, erfolgten die Blutdruckmessungen bei Morris et al. [175] mit Hilfe eines Doppler-Ultraschallgeräts. Ferner konnten diese Autoren aus unbekanntem Grund keinen konstanten Ruheblutdruck in Linksseitenlage erreichen. Deshalb wurden ihre Patientinnen nach 30 min Linksseitenlage (LSL_1) aufgefordert, sich für 5 min auf den Rücken zu legen. Nach weiteren 30 min, wiederum in Linksseitenlage (LSL_2), wurde erneut der Blutdruck gemessen. Der diastolische Mittelwert aus LSL_1 und LSL_2 wurde dann als Ruheblutdruck angenommen.

Orozco et al. [194] berichteten kürzlich über 44% falsch-positive Ergebnisse. Ihr sehr kleines Kollektiv von 22 Schwangeren bestand vorwiegend aus Mehrgebärenden, so daß diese Ergebnisse nicht ohne erhebliche Einschränkungen zum Vergleich herangezogen werden können.

In der vorliegenden eigenen Untersuchung konnten 31 von insgesamt 40 Schwangeren (78%) mit später aufgetretener hypertensiver Komplikation frühzeitig als Risikogruppe erfaßt werden. Unter 62 Schwangeren mit einem positiven Testergebnis entwickelte sich bei 31 Frauen im weiteren Verlauf der Schwangerschaft eine hypertensive Komplikation. Dementsprechend beträgt die Voraussagekraft eines positiven Testergebnisses 50% und die Empfindlichkeit des ABT als Früherkennungsmethode 78%. Die Rate an falsch-positiven Resultaten ist mit 50% ähnlich wie sie von Orozco et al. [194] mitgeteilt wurde, jedoch deutlich höher als die von Gant et al. [93]. Diese Diskrepanzen können teilweise mit der unterschiedlichen Zusammensetzung der verschiedenen Kollektive erklärt werden. Eine weitere Erklärung des hohen Anteils falsch-positiver Ergebnisse ist die, daß in der eigenen

Untersuchung die Definition eines auffälligen Testergebnisses gegenüber den Angaben der Arbeitsgruppe von Gant anders festgelegt werden mußte, um zu einem vergleichbar niedrigen Prozentsatz falsch-negativer Ergebnisse zu kommen.

Eine interessante Beobachtung ist die Häufigkeit der Diagnose „drohende Frühgeburt" in der Gruppe von Frauen mit einem falsch-positiven Testergebnis. Insgesamt 8 der 236 Schwangeren wurden zwecks medikamentöser Wehenhemmung erfolgreich mit einem β-Sympathikomimetikum (Fenoterol) behandelt; 7 dieser 8 Patientinnen wiesen eine erhöhte Angiotensinempfindlichkeit auf. Von 7 Frauen mit einer Frühgeburt, die in die Auswertung bezüglich Gestosefrüherkennung nicht eingeschlossen wurden, hatten 6, von 3 Frauen mit Frühgeburt und einer gleichzeitigen hypertensiven Komplikation hatten 2 Frauen ebenfalls eine auffällig niedrige APD.

Die Zusammenhänge zwischen erhöhter Angiotensinempfindlichkeit und vorzeitiger Wehentätigkeit sind unklar. In früheren Untersuchungen konnte mit Hilfe der Bestimmung der Rheobase gezeigt werden, daß bei Frauen mit vorzeitiger Wehentätigkeit die neuromuskuläre Erregbarkeit im Vergleich zu Frauen mit normaler Schwangerschaft deutlich erniedrigt ist [81, 82]. Ob zwischen der erhöhten Gefäßansprechbarkeit gegenüber A II und der erniedrigten neuromuskulären Erregbarkeit ein kausaler Zusammenhang besteht, oder ob bei diesen Patientinnen gleichzeitig eine erhöhte Empfindlichkeit der Uterusmuskulatur gegenüber endogenem Oxytocin und/oder Prostaglandinen vorliegt, ist z.Z. noch fraglich. Eine prospektive Studie zur Beantwortung der Frage, ob zwischen der neuromuskulären Erregbarkeit und der APD in der Schwangerschaft eine Beziehung besteht, wird gegenwärtig in der Universitäts-Frauenklinik Bonn durchgeführt. Die bisherigen Ergebnisse deuten auf keinen sicheren Zusammenhang zwischen diesen beiden Prüfgrößen.

Der ABT ist eine aussagekräftige Methode zur Früherkennung der schwangerschaftsbedingten Hypertonie und der Gestose. Die Voraussagekraft eines negativen Testergebnisses ist, übereinstimmend mit den früheren Ergebnissen von Gant et al. [93], mit 95% sehr gut und ist deutlich höher als die eines positiven Testergebnisses (50%). Von 174 Schwangeren mit einem negativen Testergebnis zeigten lediglich 9 Patientinnen (5%) später eine hypertensive Komplikation, und alle diese Patientinnen hatten eine leichte Form der schwangerschaftsbedingten Hypertonie oder Gestose. 78% der Patientinnen mit einer späteren hypertensiven Komplikation konnten mit Hilfe des ABT frühzeitig erfaßt werden. Der Nachteil dieses aussagekräftigen Tests ist jedoch ein relativ hoher personeller und zeitlicher Aufwand. Für eine Patientin müssen immerhin 1,5–2 h Untersuchungszeit in Kauf genommen werden. Ferner ist eine kontinuierliche Kreislaufüberwachung notwendig. Eine Vereinfachung des ABT (Bolusinjektion statt Infusion) wurde kürzlich von Öney u. Kaulhausen [186] bei unveränderter Aussagekraft beschrieben; aber auch in dieser Modifikation kann der Test nur unter permanenter Kreislaufüberwachung und ärztlicher Aufsicht durchgeführt werden. Nachteilige Nebenwirkungen des ABT wurden bisher in beiden Formen weder bei der Mutter noch bei den anfangs kardiotokographisch überwachten Feten beobachtet [188].

Durch eine kürzlich vorgestellte Modifikation des Infusionstests mit einer 5minutigen Infusion von zunächst 7 ng und 10 min später von 10 ng Angiotensin-II-amid/kg KG/min können die gestosegefährdeten Schwangeren aufgrund der

Höhe ihres diastolischen Blutdruckanstiegs erkannt und die für die Untersuchung notwendige Zeit auf ein Minimum (20 min Testdauer nach vorheriger 20–30 min Linksseitenlage) reduziert werden [183].

Wie bereits unter 4.1.1 besprochen wurde, besteht bei Patientinnen mit einem positiven Lagerungstest eine signifikante negative Korrelation zwischen der APD und dem diastolischen Blutdruckanstieg in Rückenlage. Die Treffsicherheit der Methode wird zwar durch die Kombination mit dem einfach durchzuführenden Lagerungstest nicht erhöht, aber die zusätzliche Durchführung eines ABT ermöglicht es, den Kreis der wegen eines positiv ausgefallenen Lagerungstests intensiv zu überwachenden Schwangeren einzuengen.

4.1.3 Einmalige Bestimmung der Harnsäurekonzentration im Serum

Ergebnisse

Von den 200 untersuchten Erstgebärenden zeigten 168 im weiteren Verlauf der Schwangerschaft (84%) keinen pathologischen Blutdruckanstieg. Bei 32 Frauen (16%) entwickelte sich im weiteren Verlauf der Schwangerschaft eine hypertensive Komplikation, wobei 24 dieser Patientinnen eine Gestose und acht eine schwangerschaftsbedingte Hypertonie ohne Proteinurie hatten. Abbildung 3 zeigt die Verteilung der einzelnen Ergebnisse der einmaligen Harnsäurebestimmung im Serum zwischen der 28. und 32. SSW. Die Harnsäurekonzentration im Serum ($\bar{x} \pm SD$) betrug in der Gruppe der 24 Frauen mit später aufgetretener Gestose $4{,}0 \pm 1{,}0$ mg/dl und ist statistisch signifikant höher ($p < 0{,}01$; Zweistichproben-t-Test für unabhängige Zufallsstichproben, $t = 2{,}972$) als die der 168 Frauen mit unkompliziertem Schwangerschaftsverlauf ($3{,}5 \pm 0{,}8$ mg/dl). Die mittlere Harnsäurekonzentration im Serum der Frauen mit späterer schwangerschaftsbedingter Hypertonie unterschied sich nicht signifikant von den Mittelwerten der beiden übrigen Kollektive.

In Tabelle 7 ist der klinische Ausgang der Schwangerschaften in Abhängigkeit von der Höhe der Harnsäurekonzentration im Serum dargestellt. Während

Tabelle 7. Ausgang von 200 Schwangerschaften in Abhängigkeit von der Harnsäurekonzentration im Serum zwischen der 28. und 32. Schwangerschaftswoche. (* Falsch-negative Ergebnisse; ** falsch-positive Ergebnisse)

Harnsäurekonzentration im Serum			Normaler Schwangerschafts-verlauf		Hypertensive Komplikationen			
					Gesamt		Hyper-tonie	Gestose
	n	(%)	n	(%)	n	(%)	n	n
Untersuchte Schwangere (28.–32. SSW)	200	(100)	168	(84)	32	(16)	8	24
Negatives Testergebnis (≤ 3,6 mg/dl)	116	(58)	106	(91)	10	(9*)	4	6
Positives Testergebnis (> 3,6 mg/dl)	84	(42)	62	(74**)	22	(26)	4	18

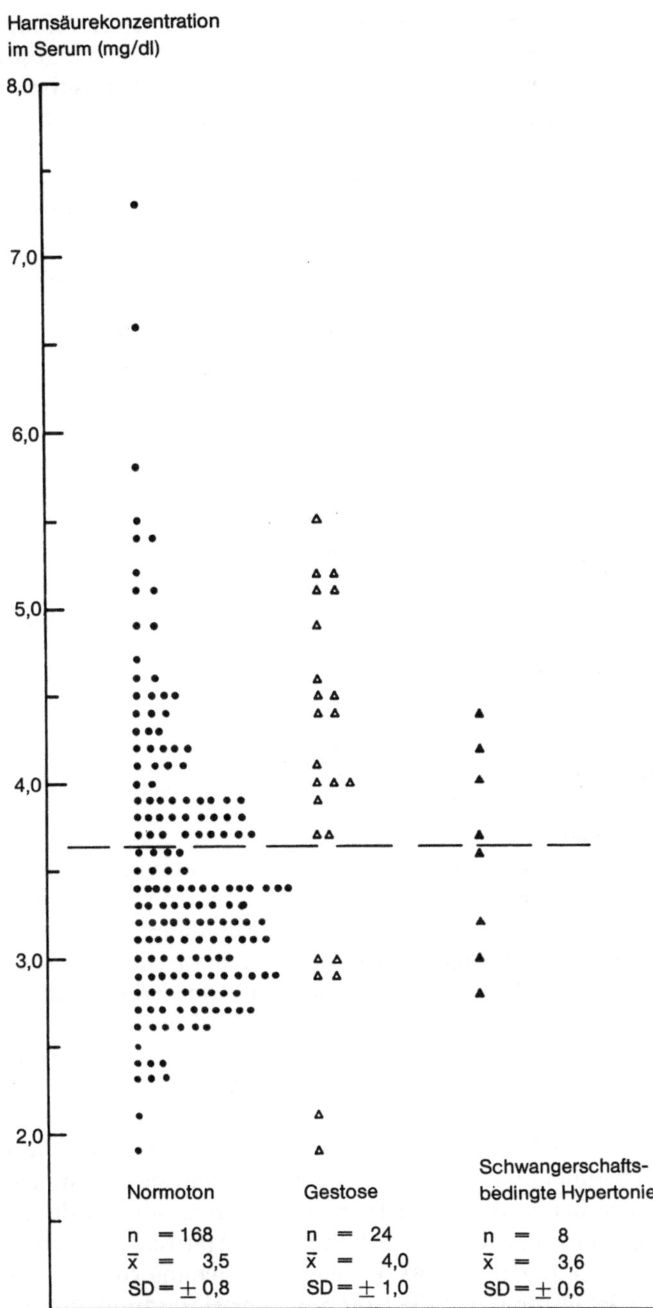

Abb. 3. Verteilung der Ergebnisse einer einmaligen Harnsäurebestimmung im Serum zwischen der 28. und 32. SSW bei 200 gesunden Erstgebärenden. Die Ergebnisse bei Frauen, die später im Verlauf dieser Schwangerschaft an einer schwangerschaftsbedingten Hypertonie oder Gestose erkrankten, sind gesondert dargestellt. Die gestrichelte Linie stellt die für dieses Gestationsalter zugrundegelegte Grenze zwischen normaler und erhöhter Harnsäurekonzentration dar (3,6 mg/dl Serum)

116 Frauen (58%) eine Harnsäurekonzentration von 3,6 mg/dl im Serum oder weniger aufwiesen (negatives Testergebnis), hatten die restlichen 84 Frauen (42%) Serumkonzentrationen oberhalb von 3,6 mg/dl (positives Testergebnis). Von den 116 Schwangeren mit negativem Testergebnis hatten 106 Frauen (91%) im weiteren Verlauf der Schwangerschaft keine pathologische Blutdruckerhöhung, während bei 10 Patientinnen (9%) später eine hypertensive Komplikation festgestellt wurde (falsch-negative Ergebnisse). Alle 10 Patientinnen zeigten jedoch nur eine leichte Form der schwangerschaftsbedingten Hypertonie oder Gestose.

Von den 84 Schwangeren mit einem positiven Testergebnis hatten 62 Frauen (74%) einen unkomplizierten Schwangerschaftsverlauf (falsch-positive Ergebnisse). Bei 22 Frauen (26%) trat im weiteren Verlauf der Schwangerschaft eine hypertensive Komplikation auf; bei 4 Schwangeren entwickelte sich eine Hypertonie und bei 18 eine Gestose. Das Auftreten einer hypertensiven Komplikation war in der Gruppe der Frauen mit einer Harnsäurekonzentration im Serum oberhalb von 3,6 mg/dl statistisch signifikant häufiger als bei den übrigen Schwangeren ($p < 0{,}001$; χ^2-Test, $\chi^2 = 11{,}13$).

Die Berechnung der Kriterien der diagnostischen Aussagekraft (vgl. 3.5) einer einmaligen Harnsäurebestimmung im Serum als Methode zur Früherkennung der schwangerschaftsbedingten Hypertonie und Gestose ergibt unter Zugrundelegung eines Grenzwerts von 3,6 mg/dl eine relativ geringe Empfindlichkeit und Spezifität der Methode (69% bzw. 63%). Die Voraussagekraft eines positiven Testergebnisses ist ebenfalls gering. Die Voraussagekraft eines negativen Testergebnisses ist dagegen hoch; d.h. die Wahrscheinlichkeit, daß eine Schwangere mit niedriger Harnsäurekonzentration im Serum einen weiterhin normotonen Schwangerschaftsverlauf haben wird, ist sehr hoch (91%).

Diskussion

Während der normalen Schwangerschaft nimmt die Ausscheidung der Harnsäure im Urin zu, und ihre Serumkonzentration ist niedriger als außerhalb der Schwangerschaft. Dies beruht auf einer Zunahme der Harnsäureclearance während der Schwangerschaft. Es ist noch unklar, ob dieser Anstieg der Harnsäureclearance in der Schwangerschaft allein auf eine erhöhte glomeruläre Filtration und/oder auf eine verminderte tubuläre Reabsorption bzw. eine vermehrte tubuläre Sekretion zurückzuführen ist [89]. Gegen Ende der Schwangerschaft steigt die Serumkonzentration der Harnsäure auch in der normalen Schwangerschaft wieder an.

Bereits 1934 stellten Stander u. Cadden fest, daß die Harnsäurekonzentration im Serum bei schwerer Gestose und Eklampsie fast immer erhöht ist, und sie empfahlen bei ansteigenden Harnsäurekonzentrationen die baldige Entbindung [251]. Sie nahmen an, daß die Erhöhung der Harnsäure durch eine Leberschädigung bedingt sei. In der grundlegenden Untersuchung von Chesley u. Williams [50] konnte gezeigt werden, daß die Erhöhung der Harnsäurekonzentration im Serum bei Gestose durch eine erhöhte tubuläre Reabsorption bedingt ist. Dies wurde später durch Untersuchungen anderer Arbeitsgruppen bestätigt [56, 79, 238]. Ferner konnten Seitchik et al. [239] belegen, daß die Produktionsrate der Harnsäure bei Gestose nicht zunimmt. Die Ursachen der vermehrten tubulären Reabsorption bei Gestose sind nicht eindeutig geklärt. Die früher postulierte Bedeutung einer erhöhten Laktatkonzentration in der Entstehung der Hyperurikämie bei Gestose wurde durch umfangreiche Untersuchungen von Fadel et al. [79] widerlegt.

Als eine weitere mögliche Erklärung wird eine lokale Wirkung von A II auf die tubuläre Funktion diskutiert. Es ist bekannt, daß die Harnsäureclearance während der Infusion von A II bei männlichen Versuchspersonen erheblich abnimmt [83]. Diese Abnahme verläuft parallel zum Abfall des renalen Plasmaflusses (RPF). Es gibt Hinweise, daß das infolge eines reduzierten RPF in den Zellen des juxtaglomerulären Apparates freigesetzte Renin lokal zu einer vermehrten Bildung von A II führt, welches wiederum durch eine lokale Wirkung die tubuläre Funktion reguliert [202]. Obwohl die Konzentration des im Plasma zirkulierenden A II bei Gestose nicht erhöht gefunden wurde (vgl. 2.3.2), erscheint es möglich, daß bei schwerer Gestose infolge des verminderten RPF die Harnsäurereabsorption durch den oben beschriebenen lokalen Mechanismus unterstützt wird.

Auf der Suche nach einer zuverlässigen und einfach durchzuführenden Methode für die Früherkennung eines erhöhten Risikos der Entstehung einer hypertensiven Schwangerschaftskomplikation wurde der Bestimmung der Harnsäurekonzentration im Serum eine besondere Bedeutung zugesprochen. Aus den Untersuchungen von Redman et al. [216, 217, 220] geht hervor, daß die Erhöhung der Harnsäurekonzentration im Plasma meistens schon mehrere Wochen vor Auftreten der klinischen Symptome der Gestose nachweisbar ist. So nahmen die Autoren eine Harnsäurekonzentration im Plasma von 4,0 mg/dl zwischen der 28. und 32. SSW als kritische Grenze an. Riedel et al. [223] stellten bei den Schwangeren, die später an einer Gestose erkrankten, schon ab der 16. SSW Harnsäurekonzentrationen im Serum fest, die im Mittel statistisch signifikant über denen bei normoton gebliebenen Schwangeren lagen. Kürzlich wurde von der Arbeitsgruppe aufgrund ihrer Untersuchungen mit 3,6 mg/dl eine mit der eigenen Studie vergleichbare Grenze zwischen unauffälliger und auffälliger Harnsäurekonzentration im Serum bis einschließlich der 32. SSW empfohlen [224].

Unter den hier untersuchten 200 Erstgebärenden, bei denen zwischen der 28. und 32. SSW einmalig eine Harnsäurebestimmung im Serum durchgeführt wurde, konnten 69% der Schwangeren (d. h. 22 von 32) mit späterer schwangerschaftsbedingter Hypertonie bzw. Gestose bereits zu Beginn des 3. Trimenons vor Manifestwerden der ersten klinischen Symptome als Risikogruppe im weitesten Sinn identifiziert werden. Es muß hier betont werden, daß die 10 übrigen Schwangeren mit später auftretender hypertensiver Komplikation, die ein negatives Testergebnis aufgewiesen hatten, nur eine leichte Form der Erkrankung zeigten. Unabhängig davon ist die Häufigkeit von falsch-negativen Ergebnissen mit 9% eben noch zu tolerieren. Die Voraussagekraft eines negativen Testergebnisses ist also deutlich höher als die Voraussagekraft eines positiven Testergebnisses.

Es stellte sich heraus, daß 42% aller untersuchten Frauen zum Zeitpunkt der Untersuchung eine auffällig hohe Harnsäurekonzentration im Serum aufwiesen, daß jedoch annähernd 75% dieser Frauen im weiteren Verlauf der Schwangerschaft keinen pathologischen Blutdruckanstieg hatten. Die breite Streuung der Einzelergebnisse, v. a. in der Gruppe der Schwangeren mit später unauffälligem Schwangerschaftsverlauf, stellt die wesentliche Ursache der mangelnden diagnostischen Trennschärfe dar. Diese hohe Rate an falsch-positiven Ergebnissen würde bedeuten, daß bei alleiniger Anwendung dieser Methode zur Früherkennung hypertensiver Komplikationen fast die Hälfte der untersuchten Erstgebärenden einer intensiven Schwangerschaftsüberwachung im letzten Trimenon zugeführt werden müßte.

Auch bei Zugrundelegung eines höher gewählten Grenzwertes ist die diagnostische Zuverlässigkeit nicht entscheidend zu verbessern. Die Wahl eines Grenzwerts von z. B. 5,0 mg/dl würde bedeuten, daß nur 5 von 32 Frauen mit späteren hypertensiven Komplikationen früh erkannt worden wären und daß trotzdem zwei Drittel der positiven Testergebnisse falsch-positiv gewesen wären (9 von 14).

4.1.4 Mittlerer arterieller Blutdruck im 2. Trimenon (MAD-II-Wert)

Ergebnisse

Von 200 Erstgebärenden, bei denen auswertbare Ambulanzunterlagen vorlagen, hatten 171 Frauen (86%) im weiteren Verlauf der Schwangerschaft keinen Blutdruckanstieg. Bei den übrigen 29 Frauen (14%) entwickelte sich jedoch eine hypertensive Komplikation, wobei 21 dieser Patientinnen eine Gestose und 8 eine schwangerschaftsbedingte Hypertonie ohne Proteinurie hatten.

In Tabelle 8 ist der klinische Ausgang der Schwangerschaften in Abhängigkeit vom Mittelwert der zwischen der 18. und 26. SSW gemessenen mittleren arteriellen Blutdruckwerte dargestellt. Während 85 Frauen (42%) einen MAD-II-Wert von 90 mmHg oder mehr hatten (positives Testergebnis), zeigten die restlichen 115 Frauen (58%) einen MAD-II-Wert von weniger als 90 mmHg (negatives Testergebnis). Von den 85 Schwangeren mit positivem Testergebnis hatten 58 Frauen (68%) im weiteren Verlauf der Schwangerschaft keine pathologische Blutdruckerhöhung (falsch-positive Ergebnisse). Bei 27 Frauen (32%) trat eine hypertensive Komplikation auf, in 19 Fällen eine Gestose und in 8 Fällen eine schwangerschaftsbedingte Hypertonie.

Ein negatives Testergebnis zeigte dagegen bei 113 von 115 Frauen (98%) richtig einen unauffälligen Schwangerschaftsverlauf an; in 2 Fällen (2%) kam es jedoch zu einer leichten Gestose (falsch-negative Ergebnisse). In der Gruppe der Frauen mit

Tabelle 8. Ausgang von 200 Schwangerschaften in Abhängigkeit vom mittleren arteriellen Blutdruck im 2. Trimenon (MAD-II-Wert), berechnet aus dem Mittelwert der zwischen der 18. und 26. SSW gemessenen mittleren arteriellen Druckwerte. (* Falsch-negative Ergebnisse; ** falsch-positive Ergebnisse)

MAD-II-Wert			Normaler Schwangerschafts-verlauf		Hypertensive Komplikationen			
					Gesamt		Hyper-tonie	Gestose
	n	(%)	n	(%)	n	(%)	n	n
Untersuchte Schwangere (18.–26. SSW)	200	(100)	171	(86)	29	(14)	8	21
Negatives Testergebnis (<90 mmHg)	115	(58)	113	(98)	2	(2*)	0	2
Positives Testergebnis (≥90 mmHg)	85	(42)	58	(68**)	27	(32)	8	19

einem MAD-II-Wert von 90 mmHg oder mehr waren hypertensive Schwangerschaftskomplikationen statistisch signifikant häufiger als bei den übrigen Schwangeren ($p < 0{,}001$; χ^2-Test, $\chi^2 = 35{,}4$).

Bei 191 der 200 Frauen, bei denen der MAD-II-Wert berechnet wurde, wurde auch ein Lagerungstest durchgeführt. Der klinische Ausgang der Schwangerschaften in Abhängigkeit von dem MAD-II-Wert und dem Ergebnis des Lagerungstests ist in Tabelle 9 aufgeführt. Von den 85 Erstgebärenden in diesem Kollektiv, die einen MAD-II-Wert von 90 mmHg oder mehr hatten, hatten 33 Schwangere (39%) ein positives ($\Delta p_d \geq 20$ mmHg) und die restlichen 52 Frauen (61%) ein negatives Ergebnis des Lagerungstests. In der Gruppe von 33 Erstgebärenden mit 2 positiven Testergebnissen entwickelte sich bei 17 Frauen (52%) im weiteren Verlauf der Schwangerschaft eine hypertensive Komplikation, während in der Gruppe von Frauen mit einem auffälligen MAD-II-Wert und negativem Lagerungstest nur 10 (19%) eine solche Komplikation bekamen.

Die Berechnung der Kriterien der diagnostischen Zuverlässigkeit (vgl. 3.5) des MAD-II-Werts als Methode zur Früherkennung von hypertensiven Schwangerschaftskomplikationen ergibt eine hohe Empfindlichkeit (93%) und eine sehr gute Aussagekraft eines negativen Testergebnisses (98%). Allerdings sind die Spezifität und die Voraussagekraft eines positiven Testergebnisses nur gering (62 bzw. 32%).

Diskussion

Das Verhalten des arteriellen Blutdrucks in der Schwangerschaft wurde unter 2.1 ausführlich besprochen. Während der systolische Druck einen leichten Abfall in der Frühschwangerschaft zeigt, fällt der diastolische Druck im 2. Trimenon durchschnittlich um 10 mmHg ab und steigt dann im 3. Trimenon wieder bis zu den Werten vor der Schwangerschaft an. Parallel hierzu verläuft auch der mittlere arterielle Druck. Er erreicht seinen niedrigsten Wert in der Mitte des 2. Schwangerschaftsdrittels und steigt dann bis zum Termin kontinuierlich an [196].

In einer großen retrospektiven Untersuchung konnten Page u. Christianson [196] zeigen, daß in der Gruppe von Schwangeren, bei denen der arithmetische Mit-

Tabelle 9. Ausgang von 191 Schwangerschaften in Abhängigkeit vom MAD-II-Wert und dem Ergebnis des zusätzlich durchgeführten Lagerungstests. Hypertensive Komplikationen fanden sich erwartungsgemäß am häufigsten bei den Schwangeren mit positivem MAD-II-Wert und gleichzeitig positivem Lagerungstest (bei 17 von 33 Probandinnen)

		Lagerungstest					
		Positiv ($\Delta p_d \geq 20$ mmHg)			Negativ ($\Delta p_d < 20$ mmHg)		
MAD-II-Wert	n	n	Hypertensive Komplikationen	Normoton	n	Hypertensive Komplikationen	Normoton
Negatives Testergebnis (< 90 mmHg)	106	22	1	21	84	1	83
Positives Testergebnis (≥ 90 mmHg)	85	33	17	16	52	10	42

telwert der zwischen der 18. und 26. SSW gemessenen mittleren arteriellen Blutdruckwerte 90 mmHg oder mehr betrug, u. a. die Häufigkeit hypertensiver Komplikationen deutlich größer war als bei den restlichen Schwangeren. Auch Gallery et al. [91], die zwar eine kleine Gruppe von Schwangeren, aber im Gegensatz zu Page u. Christianson [196] prospektiv und unter standardisierten Bedingungen untersucht hatten, machten die Beobachtung, daß bei Frauen, die später an einer Gestose erkrankten, der Blutdruck in der Frühschwangerschaft signifikant höher war als bei Frauen mit ungestörtem Schwangerschaftsverlauf. Keiner dieser Untersucher hatte jedoch den Versuch gemacht, anhand des MAD-II-Werts das individuelle Risiko einer Schwangeren, im weiteren Verlauf der Schwangerschaft an einer hypertensiven Komplikation zu erkranken, abzuschätzen. Ferner konnten Quaas et al. [211] kürzlich mit Hilfe morphometrischer Untersuchungen an Plazenten zeigen, daß ein MAD-II-Wert von mehr als 90 mmHg mit einer signifikanten Reduktion der Zottenoberfläche und des Ramifikationsgrades einhergehen kann.

Der MAD-II-Wert kann einfach mit Hilfe eines Nomogramms oder der unter 3.4.2 genannten Formel innerhalb von 1 min aus den im 2. Trimenon gemessenen Blutdruckwerten errechnet werden. Unter den hier untersuchten 200 Erstgebärenden, bei denen auch der MAD-II-Wert als Früherkennungsmethode herangezogen wurde, konnten 93% der Schwangeren mit einer später auftretenden hypertensiven Komplikation (d. h. 27 von 29) bereits vor dem 3. Trimenon als Risikogruppe erfaßt werden. Die übrigen 2 Patientinnen mit negativem Testergebnis hatten einen grenzwertigen MAD-II-Wert (89 mmHg) und bekamen eine leichte Gestose.

Robrecht et al. [229] untersuchten kürzlich 285 Erstgebärende und stellten fest, daß nur 63% der Frauen, die später an einer schwangerschaftsbedingten Hypertonie erkrankten, einen MAD-II-Wert von 90 mmHg oder mehr hatten. Wurde aber die Grenze für einen auffälligen MAD-II-Wert bei 85 mmHg angesetzt, so war es möglich, 89% der späteren Hypertoniefälle frühzeitig zu erkennen. Die Empfindlichkeit des MAD-II-Werts liegt in unserem Kollektiv bei einem Grenzwert von 90 mmHg mit 93% deutlich höher, als sie von Robrecht et al. [229] berichtet wurde.

Die Wahl eines niedrigeren Grenzwerts würde in der eigenen Untersuchung bedeuten, daß die Anzahl der falsch-positiven Testergebnisse sich von 58 auf 111 erhöhen würde (entsprechend von 68% auf 79%). Dies würde bedeuten, daß eine wesentlich größere Gruppe von Schwangeren als Risikogruppe überwacht werden müßte, um 2 zusätzliche Frauen mit einer späteren leichten Gestose frühzeitig zu erfassen. Wenn als Grenze zum auffälligen MAD-II-Wert 95 mmHg eingesetzt würde, so fielen andererseits 10 Patientinnen mit einer hypertensiven Komplikation nicht auf. Ebenso würde sich die Aussagekraft nicht wesentlich ändern, wenn die Bestimmung des MAD-II-Werts in dem vorliegenden Kollektiv aus den zwischen der 14. und 28. SSW (statt 18.–26. Woche) gemessenen Blutdruckwerten erfolgen würde, wie es von Robrecht et al. [229] vorgeschlagen wurde.

Der Unterschied zwischen den eigenen Ergebnissen und denen von Robrecht et al. [229] bezüglich des Grenzwerts kann z. Z. nicht befriedigend erklärt werden. Bei den eigenen Untersuchungen wurde der Blutdruck mit Hilfe eines Quecksilbermanometers unter ambulanten Bedingungen von verschiedenen Untersuchern, z. T. vom Pflegepersonal, in Rückenlage oder auch sitzend gemessen. Aus der Arbeit von Robrecht et al. [229] geht die Methode der Blutdruckmessung nicht hervor. Die Autoren schreiben, daß der MAD-II-Wert „im Zuge einer Untersuchung über den „Roll-over-Test" anhand der von ihnen gemessenen oder schon vorliegenden Blutdruckwerte errechnet wurde. Es ist nicht unwahrscheinlich, daß die Blutdruckmessungen in der Studie von Robrecht et al. [229] nach einer gewissen Ruhezeit vor dem Lagerungstest durchgeführt wurden und deswegen die MAD-II-Werte durchschnittlich niedriger sind als die im Rahmen der Schwangerenvorsorge gewonnenen Blutdruckwerte in der eigenen Untersuchung.

Zusammenfassend kann gesagt werden, daß der MAD-II-Wert sich durch eine gute Voraussagekraft der negativen Testergebnisse und im Vergleich zum Lagerungstest ferner durch eine hohe Empfindlichkeit auszeichnet (63 versus 93%). Es stellte sich jedoch heraus, daß obwohl 42% aller untersuchten Schwangeren einen MAD-II-Wert von 90 mmHg oder höher hatten, nur ca. ein Drittel dieser Frauen (32%) später eine hypertensive Komplikation entwickelten. Diese hohe Rate an falsch-positiven Ergebnissen (68%) ist teilweise darauf zurückzuführen, daß auch ein hoher Prozentsatz der untersuchten Schwangeren aufgrund eines positiven Testergebnisses im weiteren Verlauf der Schwangerschaft bezüglich der Frühzeichen einer Gestose intensiver überwacht werden muß. Es fällt zwar auf, daß die Frauen, die einen auffälligen MAD-II-Wert haben, häufig auch einen positiven Lagerungstest haben (vgl. Tabelle 9). Aber auch wenn der Einsatz des Lagerungstests auf die Schwangeren mit einem positiven MAD-II-Wert eingeschränkt werden sollte, kann die Aussagekraft durch diese Kombination nicht wesentlich gebessert werden, da sie in der Gruppe von 52 Frauen, die einen auffälligen MAD-II-Wert, aber einen negativen Lagerungstest hatten, 10 Patientinnen (19%) mit einer später aufgetretenen hypertensiven Komplikation übersehen worden wären.

4.1.5 Vergleichende Betrachtung der Ergebnisse und Aussagekraft verschiedener Methoden zur Früherkennung von hypertensiven Komplikationen in der Schwangerschaft

In den Abschnitten 4.1.1–4.1.4 wurden die eigenen Erfahrungen mit 4 verschiedenen Methoden zur Früherkennung hypertensiver Schwangerschaftskomplikationen beschrieben und die Ergebnisse diskutiert. In Tabelle 10 wird diagnostische Aussagekraft („predictive value") der einzelnen Methoden verglichen.

Eine gemeinsame Feststellung bei allen 4 Methoden ist, daß sie eine niedrige Rate an falsch-negativen Testergebnissen haben (2–9%). Ferner wurde bei allen Frauen mit einem falsch-negativen Testergebnis im weiteren Verlauf der Schwangerschaft lediglich eine leichte Form einer hypertensiven Komplikation beobachtet. Dies ist insofern von Bedeutung, als die klinische Erfahrung gezeigt hat, daß die leichten Formen der Gestose und der schwangerschaftsbedingten Hypertonie ein relativ geringes Risiko für Mutter und Fetus bedeuten.

Die aussagekräftigste Methode stellt der ABT dar. Obwohl die Empfindlichkeit dieser Methode im Vergleich zu der des MAD-II-Werts etwas geringer ist (78 versus 93%), zeigt der ABT die größte Spezifität (84%) und eine sehr hohe Aussagekraft negativer Testergebnisse (95%). Dies bedeutet, daß es mit Hilfe des ABT möglich ist, Frauen, die im weiteren Verlauf der Schwangerschaft normoton bleiben werden, mit einer hohen Wahrscheinlichkeit richtig zu identifizieren. Ein gewisser Nachteil dieser aussagekräftigen Methode ist der personelle und zeitliche Aufwand. Für

Tabelle 10. Vergleich verschiedener Kriterien zur Aussagekraft von 4 Methoden zur Früherkennung hypertensiver Schwangerschaftskomplikationen

Methode / Aussagekraft	Lagerungstest n = 188	ABT n = 236	Harnsäurekonzentration im Serum n = 200	MAD-II-Wert n = 200
Empfindlichkeit [%]	63	78	69	93
Spezifität [%]	75	84	63	62
„predictive value" von positiven Testergebnissen [%]	30	50	26	32
„predictive value" von negativen Testergebnissen [%]	92	95	91	98
Falsch-positive Ergebnisse [%]	70	50	74	68
Falsch-negative Ergebnisse [%]	8	5	9	2

Tabelle 11. Vergleich verschiedener Methoden zur Früherkennung hypertensiver Schwangerschaftskomplikationen *(HSK)*

	Lagerungstest n = 188	(%)	ABT n = 236	(%)	Harnsäurekonzentration im Serum n = 200	(%)	MAD-II-Wert n = 200	(%)
Schwangere mit einem positiven Testergebnis im Verhältnis zur Gesamtzahl der untersuchten Schwangeren	57/188	(30)	62/236	(26)	84/200	(42)	85/200	(42)
Früherkannte HSK im Verhältnis zu den Schwangeren mit einem positiven Testergebnis	17/57	(30)	31/62	(50)	22/84	(26)	27/85	(32)
Früherkannte HSK im Verhältnis zu deren Gesamtzahl	17/27	(63)	31/40	(78)	22/32	(69)	27/29	(93)

einen Test müssen immerhin 1,5–2 h kalkuliert werden, und eine kontinuierliche Kreislaufüberwachung ist unumgänglich.

Der MAD-II-Wert zeigt die höchste Empfindlichkeit (93%) unter den 4 Möglichkeiten zur Früherkennung hypertensiver Schwangerschaftskomplikationen und stellt eine sehr einfache Methode dar, die ohne zeitlichen Aufwand und personelle Hilfe durchführbar ist. Ferner zeichnet sich dieser Test durch eine extrem niedrige Rate an falsch-negativen Ergebnissen (2%) aus, so daß der MAD-II-Wert zur primären Erfassung des möglichen Risikos, in der gleichen Schwangerschaft an einer hypertensiven Komplikation zu erkranken, herangezogen werden kann. Der Nachteil dieser Methode ist jedoch die geringe Aussagekraft eines positiven Testergebnisses (32%) und eine hohe Rate an falsch-positiven Ergebnissen (68%). Bis auf den ABT, der eine relativ niedrige Rate an falsch-positiven Testresultaten zeigt (50%), weisen die anderen beiden Testmethoden (Lagerungstest und Harnsäurebestimmung im Serum) ähnlich hohe falsch-positive Ergebnisse auf (70 bzw. 74%). Dies bedeutet, daß jeweils eine große Anzahl von Frauen wegen eines positiven Testergebnisses im weiteren Verlauf der Schwangerschaft bezüglich der Frühzeichen einer hypertensiven Komplikation intensiver überwacht werden müßte.

Der Anteil der Schwangeren, der einer solchen Überwachung zugeführt werden muß, variiert je nach Früherkennungsmethode zwischen 26 und 42,5% der insgesamt untersuchten Frauen (Tabelle 11).

Dabei beträgt das Verhältnis der Patientinnen, die ein positives Testergebnis hatten und später auch eine hypertensive Komplikation entwickelten, zu der Gesamtzahl der intensiv zu überwachenden Schwangeren lediglich 26–50%, während, je nach angewandter Methode, 63–93% aller Patientinnen mit einer späteren hypertensiven Komplikation frühzeitig erkannt wurden. Die geringste Empfindlichkeit wird mit 63% beim Lagerungstest beobachtet (vgl. Tabelle 10 und Abschn. 4.1.1). Mit Hilfe des MAD-II-Werts werden zwar 93% der später auftretenden hypertensiven Komplikationen frühzeitig erkannt, aber durch die hohe Rate an falsch-positiven Ergebnissen (68%) wird die Praktikabilität dieser Methode erheblich eingeschränkt. Ferner erfordert diese Methode, daß 42% der untersuchten Schwangeren einer Intensivüberwachung zugeführt werden.

Die Bestimmung der Harnsäurekonzentration im Serum zwischen der 28. und 32. SSW stellte sich als die am wenigsten aussagekräftige Früherkennungsmethode heraus, obwohl die Empfindlichkeit dieser Methode mit 69% etwas besser ist als die des Lagerungstests (63%). Die Rate an falsch-positiven Ergebnissen ist mit 74% die höchste unter den 4 Testmethoden, und die Aussagekraft eines positiven Testergebnisses beträgt nur 26%.

Obwohl die Relation zwischen den falsch-positiven und falsch-negativen Resultaten beim ABT am günstigsten ausfällt, kann diese, wie bereits besprochen wurde, wegen des hohen Aufwands als Routineuntersuchung nur bedingt eingesetzt werden. Durch die Kombination des Lagerungstests mit dem ABT kann die Treffsicherheit des ersteren erhöht werden (von 63% auf 78%). Durch diese Kombination ist es ferner zwar möglich, daß weniger Patientinnen wegen eines positiven Ergebnisses beim Lagerungstest einer Intensivüberwachung zugeführt werden (43 bzw. 54); es erfolgt aber aus dieser Kombination eine längere Testdauer, ohne daß hiermit die Treffsicherheit des ABT übertroffen oder eine bessere Relation zwischen den früherkannten Komplikationen und der Zahl der intensiver überwachten Schwangeren erreicht wird (vgl. 4.1.1).

Im folgenden wurde überprüft, ob es durch eine simultane Anwendung der praktikablen Früherkennungstests möglich sein kann, den Kreis der hypertoniegefährdeten Schwangeren deutlich einzuengen bzw. die Rate an falsch-positiven Resultaten und folglich die Zahl der Schwangeren zu reduzieren, die einer Intensivüberwachung zugeführt werden müssen. Bei 140 Frauen standen Ergebnisse von allen 4 Untersuchungen, die am gleichen Tag durchgeführt worden waren, für die Auswertung zur Verfügung. Da bis auf 2 Ausnahmen alle Patientinnen mit einer später aufgetretenen hypertensiven Komplikation einen MAD-II-Wert von 90 mmHg oder darüber hatten, wurde nun geprüft, ob es sinnvoll sein könnte, die weiteren 2 einfachen Tests, den Lagerungstest und die Bestimmung der Harnsäurekonzentration im Serum, nur bei Schwangeren mit einem auffälligen MAD-II-Wert durchzuführen.

Ergebnisse

Die Ergebnisse dieser vergleichenden Untersuchung sind in Tabelle 12 zusammengestellt. Insgesamt bei 27 Patientinnen mit einer später aufgetretenen hypertensiven Komplikation waren alle 4 Untersuchungen durchgeführt worden. 20 Patientinnen hatten eine Gestose und 7 Frauen eine schwangerschaftsbedingte Hypertonie.

Es stellte sich heraus, daß der MAD-II-Wert und der Lagerungstest bei 47% bzw. 36% der untersuchten Schwangeren positiv ausgefallen war und 40% der Frauen eine hohe Harnsäurekonzentration im Serum hatten, wenn ein Grenzwert von mehr als 3,6 mg/dl zugrunde gelegt wurde. Etwa zwei Drittel dieser Fälle hatten im weiteren Verlauf der Schwangerschaft jedoch keine pathologische Blutdruckerhöhung (62–68% falsch-positive Ergebnisse).

47 von den 66 Schwangeren mit einem MAD-II-Wert von 90 mmHg und mehr hatten zugleich entweder einen positiven Lagerungstest oder eine Harnsäurekonzentration im Serum von mehr als 3,6 mg/dl. Bei 22 Patientinnen (47%) entwickelte sich im Verlauf der Schwangerschaft eine hypertensive Komplikation, und die restlichen 25 Frauen zeigten keine abnorme Blutdruckerhöhung (53% falsch-positive

Tabelle 12. Aussagekraft von 4 verschiedenen Methoden zur Früherkennung hypertensiver Schwangerschaftskomplikationen im Vergleich zur kombinierten Anwendung von MAD-II-Wert, Lagerungstest und Harnsäurebestimmung im Serum. Es wurden in dieser vergleichenden Studie 140 Erstgebärende zwischen der 28. und 32. SSW untersucht. Es zeigt sich, daß der ABT und das kombinierte Verfahren die höchste Aussagekraft haben (vgl. unterstrichene Prozentzahlen)

Methode	Positives Testergebnis						Negatives Testergebnis			
	Häufigkeit		Hypertensive Komplikationen		Normoton (falsch-positiv)		Häufigkeit		Hypertensive Komplikationen (falsch-negativ)	
	n	(%)	n	(%)	n	(%)	n	(%)	n	(%)
Lagerungstest ($\Delta p_d \geq$ 20 mmHg)	51	(36)	17	(33)	34	(67)	89	(64)	10	(11)
ABT (APD < 10 ng · kg^{-1} · min^{-1})	38	<u>(27)</u>	20	<u>(53)</u>	18	<u>(47)</u>	102	(73)	7	<u>(7)</u>
Harnsäurekonzentration im Serum (> 3,6 mg/dl)	56	(40)	18	(32)	38	(68)	84	(60)	9	(11)
MAD-II-Wert ($\geq$ 90 mmHg)	66	(47)	25	(38)	41	(62)	74	(53)	2	<u>(3)</u>
Kombiniertes Verfahren	47	(34)	22	<u>(47)</u>	25	<u>(53)</u>	93	(66)	5	<u>(5)</u>

Ergebnisse). 93 Frauen (66%) hatten ein negatives Testergebnis, weil sie entweder einen unauffälligen MAD-II-Wert hatten (<90 mmHg) oder beide anderen Tests negativ ausgefallen waren (Lagerungstest bzw. Harnsäurekonzentration). Insgesamt 22 von 27 (81%) Schwangeren mit später aufgetretenen hypertensiven Komplikationen konnten frühzeitig als Risikogruppe erfaßt werden. Dies ergibt ein Verhältnis von überwachten Schwangeren zur Gesamtzahl der untersuchten Frauen von 34% bzw. von früherkannten hypertensiven Komplikationen zu der Zahl der überwachten Schwangeren von 47%.

Diskussion

Eine höhere Effektivität der Methoden zur Früherkennung läßt sich dann erreichen, wenn bei allen Schwangeren mit einem MAD-II-Wert von 90 mmHg und höher ein Lagerungstest durchgeführt und gleichzeitig die Harnsäurekonzentration im Serum bestimmt wird. Bei einem in dieser Art kombinierten Einsatz der 3 einfachen Methoden wären nur 5 von 27 Frauen mit später aufgetretenen hypertensiven Komplikationen nicht frühzeitig einer Intensivüberwachung zugeführt worden. Als Vorteil des kombinierten Verfahrens gegenüber der alleinigen Berechnung des MAD-II-Werts kann die Reduktion der intensiv zu überwachenden Schwangeren, hier von 66 auf 47 (entsprechend von 47 auf 34%), angeführt werden. Ferner muß hier betont werden, daß alle 5 Frauen nur eine leichte Form einer hypertensiven Komplikation hatten. Dem steht jedoch der höhere Arbeitsaufwand für das ärztliche Hilfspersonal, speziell was die Durchführung des Lagerungstests betrifft, gegenüber.

4.2 Beeinflussung der Angiotensinempfindlichkeit in der Spätschwangerschaft

4.2.1 Einfluß von Natriumchlorid und Sorbit

Versuchspersonen

Diese Studie wurde an 76 gesunden Erstgebärenden zwischen der 28. und 32. SSW durchgeführt (Alter 16–41 Jahre). Nachdem der diastolische Ruheblutdruck in Linksseitenlage erreicht wurde, frühestens jedoch nach 30 min, wurde nach der unter 3.4.4 beschriebenen Methode ein Angiotensinbelastungstest (ABT) durchgeführt und die Angiotensinpressordosis (APD) ermittelt.

Die Untersuchungen wurden bei 4 verschiedenen Gruppen von Probandinnen durchgeführt, die jeweils aus 30, 12, 20 und 14 Schwangeren bestanden. In den ersten beiden Gruppen wurden nach Beendigung des ABT und nach Wiedererreichen des Ruheblutdrucks 200 ml einer 3%igen Kochsalzlösung bzw. 200 ml einer 40%igen Sorbitlösung innerhalb der nächsten 30 min infundiert. Die Sorbitlösung der Fa. J. Pfrimmer, Erlangen, enthält auch eine geringe Menge von Natriumchlorid (260 mg/dl) und Natriumazetat (200 mg/dl). In der dritten Testgruppe wurden 2 000 ml einer physiologischen Kochsalzlösung innerhalb von 2 h infundiert. Nach vollständiger Applikation der jeweiligen Infusionslösung wurde ein zweiter ABT durchgeführt und die aktuelle APD bestimmt. In einer bezüglich des Alters und der Schwangerschaftswoche vergleichbaren Kontrollgruppe von 14 weiteren Probandinnen wurde 2 h nach dem ersten ABT dieser wiederholt, wobei hier zwischen den beiden Tests keine Infusionslösung appliziert wurde. Da aus den im Rahmen der diagnostischen Angiotensinbelastungstests jeweils bei Testende durchgeführten Kontrollbestimmungen von der festgestellten APD bekannt ist, daß diese in 98% der Fälle reproduzierbar ist (vgl. 3.4.4), wurde in den Kurzzeitstudien (30 min Dauer zwischen Erreichen des Ruheblutdrucks und Beginn des zweiten Infusionstests) auf ein Kontrollkollektiv verzichtet. Blutentnahmen aus einer Armvene wurden bei 16 Probandinnen der ersten und bei 9 Schwangeren der zweiten Untersuchungsgruppe vor dem ersten ABT und nach Infusion der 3%igen Kochsalz- bzw. 40%igen Sorbitlösung vorgenommen. Der Hämatokrit (Hkt) und die Hämoglobinkonzentration (Hgb) wurden in der ersten und die Natriumkonzentration im Serum in der zweiten Untersuchungsgruppe bestimmt (Methodik vgl. 3.3). Die statistische Analyse der Ergebnisse erfolgte mit Hilfe des Wilcoxon-Tests für Paardifferenzen.

Ergebnisse

Nach Infusion von 200 ml einer 3%igen Kochsalzlösung bei 30 Schwangeren kam es zu einem leichten Abfall der mittleren APD ($\bar{x} \pm SD$) von $14{,}5 \pm 6{,}9\,ng \cdot kg^{-1} \cdot min^{-1}$ auf $12{,}4 \pm 6{,}5\,ng \cdot kg^{-1} \cdot min^{-1}$ (Abb. 4). Während 12 Frauen einen Abfall der APD zeigten, wiesen lediglich 2 Schwangere einen Anstieg der APD auf. Obwohl bei den restlichen 16 Probandinnen keine Veränderung der Angiotensinempfindlichkeit beobachtet wurde, ist dieser Abfall der APD statistisch signifikant ($p < 0{,}01$). Bei 16 dieser 30 Frauen wurden auch Hkt und Hgb bestimmt. Ein signifikanter Abfall des Hkt und der Hgb wurde nach Infusion der 3%igen Kochsalzlösung festgestellt (mittlerer Abfall 10,8% bzw. 10,4%; $p < 0{,}001$ für beide Parameter).

In der zweiten Untersuchungsgruppe zeigte sich nach Infusion von 200 ml einer 40%igen Sorbitlösung ein deutlicher Abfall der mittleren APD ($\bar{x} \pm SD$) von $19{,}5 \pm 7{,}0$ auf $14{,}8 \pm 7{,}6\,ng \cdot kg^{-1} \cdot min^{-1}$ (Abb. 4; $p < 0{,}001$); 9 der 12 Schwangeren zeigten einen Abfall und 3 Probandinnen keine Veränderung der APD. Sowohl der Abfall der Natriumkonzentration im Serum (mittlerer Abfall 3,6%) als auch der der APD (mittlerer Abfall 24%) sind statistisch signifikant ($p < 0{,}001$ bzw. $p < 0{,}005$).

In der dritten Untersuchungsgruppe verursachte die Infusion von 2000 ml 0,9%iger Kochsalzlösung über 2 h ebenfalls einen signifikanten Abfall der APD ($p < 0{,}05$; Abb. 5). Die mittlere APD ($\bar{x} \pm SD$) fiel von $16{,}0 \pm 6{,}5$ auf $12{,}0 \pm 3{,}9\,ng \cdot kg^{-1} \cdot min^{-1}$; 15 der 20 untersuchten Schwangeren zeigten einen Abfall der APD und 4 einen Anstieg; bei einer Probandin blieb die Blutdruckreaktion gegenüber A II unverändert.

In der Kontrollgruppe mit 14 Probandinnen stieg bei 4 Schwangeren die APD vom ersten zum zweiten ABT an; bei 3 Probandinnen blieb die APD unverändert, und bei den restlichen 7 Schwangeren zeigte sie einen Abfall. Die mittlere APD ($\bar{x} \pm SD$) zeigte einen geringen Abfall von $16{,}8 \pm 6{,}3$ auf $16{,}0 \pm 4{,}8\,ng \cdot kg^{-1} \cdot min^{-1}$; diese Veränderung der APD nach 2 h Bettruhe ist statistisch nicht signifikant.

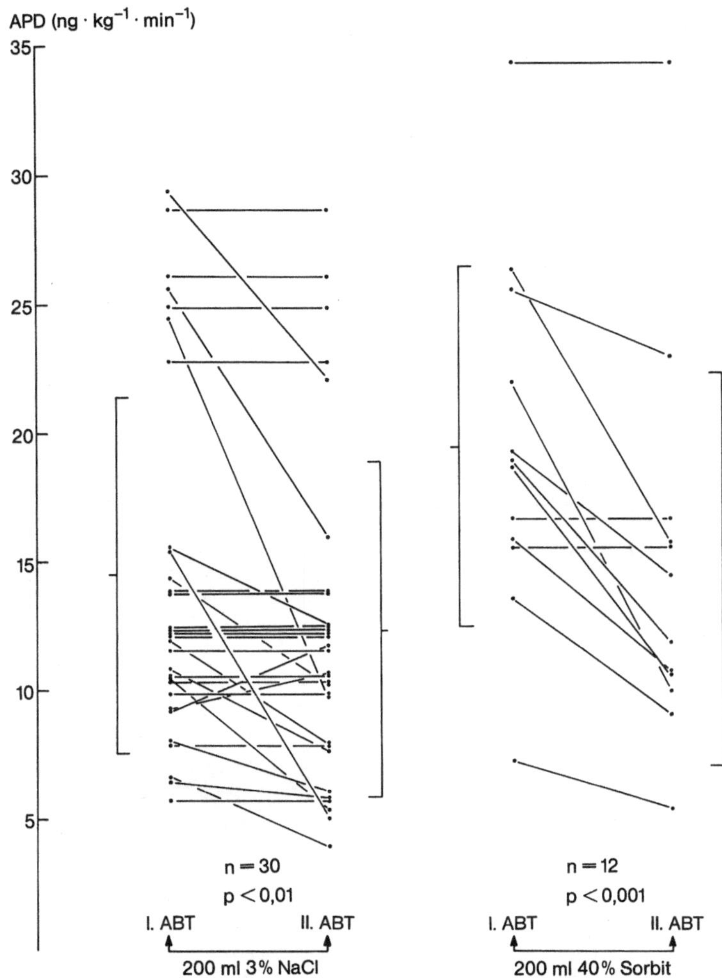

Abb. 4. APD ($\bar{x} \pm SD$ sowie Einzelwerte) vor und nach Infusion von 200 ml einer 3%igen Kochsalz- und von 200 ml einer 40%igen Sorbitlösung innerhalb von 30 min bei 30 bzw. 12 gesunden Erstgebärenden zwischen der 28. und 32. SSW. Der Abfall der APD ist bei beiden Versuchsanordnungen statistisch signifikant ($p < 0,01$ bzw. $p < 0,001$)

Diskussion

Die normale Schwangerschaft ist charakterisiert durch eine verminderte Ansprechbarkeit des Blutdrucks gegenüber exogen zugeführten – und sehr wahrscheinlich auch endogenen – vasopressorischen Substanzen. Unter 2.4 wurden die z. Z. vermuteteten Ursachen dieser verminderten BLutdruckreaktion ausführlich diskutiert und die Bedeutung der relativen Unempfindlichkeit der Arteriolenwand gegenüber A II in der Schwangerschaft unterstrichen. Hierbei scheinen die akuten Veränderungen des Natriumgehalts in der Gefäßwand einen direkten Einfluß auf die Empfindlichkeit eines spezifischen Angiotensin-II-Rezeptors zu haben; im Tierversuch wurde bereits früher von Brunner et al. [35] gezeigt, daß eine positive Natriumbilanz

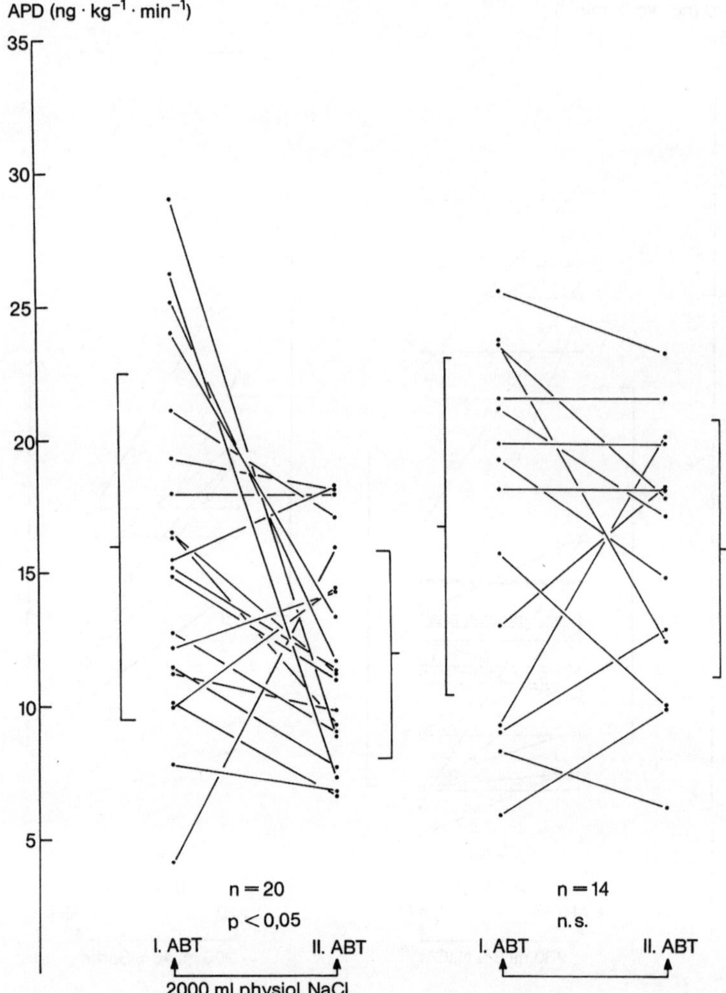

Abb. 5. APD ($\bar{x} \pm SD$ sowie Einzelwerte) vor und nach Infusion von 2000 ml einer physiologischen Kochsalzlösung über 2 h bei 20 gesunden Erstgebärenden und der Einfluß der Angiotensininfusion auf die Pressordosis in einem nachfolgenden zweiten ABT bei 14 weiteren Schwangeren zwischen der 28. und 32. SSW. Der Abfall der APD nach Infusion von physiologischer Kochsalzlösung ist statistisch signifikant ($p < 0{,}05$)

die Affinität dieser Rezeptoren zu A II erhöhte und umgekehrt eine negative Natriumbilanz diese senkte.

In früheren Untersuchungen wurde bei Schwangeren gezeigt, daß die Angiotensinempfindlichkeit durch eine akute Volumenexpansion, z. B. nach Infusion von 1 000 ml physiologischer Kochsalzlösung, 500 ml 6%iger Dextranlösung oder nach Transfusion von 800–1 075 ml Erythrozytenkonzentrat, nicht beeinflußt werden konnte, während es bei Nichtschwangeren unter gleichen Bedingungen zu einem Abfall der APD gekommen war [55, 95]. Andererseits verringerte sich die APD bei schwangeren Versuchspersonen um durchschnittlich 36%, wenn die gleiche Kochsalzmenge in einer hypertonen Lösung infundiert wurde (200 ml einer 5%igen Lösung). In der vorliegenden Untersuchung konnte gezeigt werden, daß es auch nach Infusion einer niedriger konzentrierten Kochsalzlösung (200 ml einer 3%igen Lösung) in der Schwangerschaft zu einem signifikanten Abfall der APD kommt. Der Abfall des Hämatokrits war vergleichbar zu dem in der früheren Untersuchung [55].

Die Infusion von 200 ml einer 40%igen Sorbitlösung hatte eine deutliche Zunahme der A-II-Empfindlichkeit zur Folge; 10 von 14 Probandinnen zeigten eine Abnahme der APD. Die Infusion von osmotisch wirksamen Substanzen führt zu einer Volumenzunahme im intravasalen Raum [104], bedingt durch den Einstrom von interstitieller und intrazellulärer Flüssigkeit. Nach den Ergebnissen von Gant et al. [95] und Cunningham et al. [55] ist es jedoch unwahrscheinlich, daß der Abfall der APD über eine passagere sorbitbedingte Volumenexpansion verursacht wird. Ferner bewirkt die Infusion von Sorbit neben der Verminderung des Gesamtionenbestandes von Natrium und Kalium, bedingt durch die erhöhte renale Elimination (osmotische Diurese), eine Umverteilung der Elektrolyte, die durch einen Übertritt von Kaliumionen aus dem Intrazellulärraum in das Plasma verursacht wird [21]. Es ist naheliegend, daß es durch diese Elektrolytverschiebung zu einem relativen Anstieg der intrazellulären Natriumkonzentration in der Gefäßwand kommt und dadurch die Affinität der spezifischen Angiotensin-II-Rezeptoren gesteigert wird. Diese Überlegung steht im Einklang mit den Ergebnissen von Friedman u. Friedman [90], die gezeigt haben, daß der periphere Gefäßwiderstand bei einer selektiven Erhöhung der intrazellulären Natriumkonzentration ansteigt.

Im Gegensatz zu den Ergebnissen von Gant et al. [95] und im Vergleich zu der Kontrollgruppe führte in der eigenen Untersuchung auch die Volumenexpansion mit physiologischer Kochsalzlösung (2000 ml) zu einem signifikanten Anstieg der Angiotensinempfindlichkeit (Abfall der APD). Zwei wesentliche methodische Unterschiede zwischen beiden Untersuchungen können für diese Diskrepanz verantwortlich gemacht werden: Einerseits war die Dauer der Kochsalzinfusion in der eigenen Untersuchung 6mal länger (120 statt 20 min) als bei Gant et al. [95], andererseits wurde insgesamt die doppelte Menge an Natrium infundiert (18 g). Die Natriumkonzentration im Serum zeigte nach der Kochsalzinfusion einen signifikanten Anstieg. Der auch in den Wänden der Widerstandsgefäße anzunehmende Anstieg der Natriumkonzentration kann für den Anstieg der Angiotensinempfindlichkeit eher verantwortlich gemacht werden als die Volumenexpansion.

Die eigenen Ergebnisse unterstützen die Hypothese, daß die Gefäßansprechbarkeit die wichtigste Determinante der Angiotensinempfindlichkeit in der Schwangerschaft darstellt und daß diese vorwiegend durch die Natriumkonzentration in der Gefäßwand moduliert wird.

4.2.2 Einfluß von Furosemid und Bumetanid

Versuchspersonen

Diese Untersuchungen wurden an 52 gesunden Erstgebärenden im Alter von 18–41 Jahren zwischen der 28. und 32. SSW durchgeführt. Nach Erreichen des Ruheblutdrucks in Linksseitenlage wurde bei allen Probandinnen ein ABT vorgenommen und die APD ermittelt.

Die Untersuchungen wurden bei 3 verschiedenen Gruppen von jeweils 26, 12 und 14 Schwangeren durchgeführt. Nach Beendigung des ABT wurden bei der ersten Untersuchungsgruppe 40 mg Furosemid und bei der zweiten Gruppe 0,5 mg Bumetanid intravenös appliziert. Nach 2 h Wirkungszeit der jeweiligen Substanz wurde ein zweiter ABT durchgeführt und die aktuelle APD ermittelt. In einer bezüglich des Alters und der SSW vergleichbaren Kontrollgruppe von 14 weiteren Probandinnen wurde 2 h nach dem ersten ABT ein zweiter Test durchgeführt, wobei zwischen beiden Tests kein Medikament verabreicht wurde (gleiches Kontrollkollektiv wie in der Natriumchloridstudie (vgl. 4.2.1).

Vor und 2 h nach intravenöser Applikation von Furosemid bzw. Bumetanid wurde bei allen Probandinnen Venenblut entnommen und nach dem unter 3.1 beschriebenen Modus behandelt. Die Bestimmung der Plasmareninaktivität (PRA) erfolgte radioimmunologisch und wurde im Detail unter 3.2.1 besprochen. Ferner wurden jeweils bei 11 Probandinnen der ersten und zweiten Untersuchungsgruppe die Konzentrationen von Natrium und Kalium im Serum sowie die Hämoglobinkonzentration und der Hämatokrit bestimmt (Methode vgl. 3.3). Die statistische Analyse der Daten erfolgte mit Hilfe des Wilcoxon-Tests für Paardifferenzen.

Ergebnisse
Nach intravenöser Applikation von 40 mg Furosemid war keine signifikante Veränderung der APD nachzuweisen. Die mittlere APD ($\bar{x} \pm SD$) blieb nahezu unverändert ($17{,}1 \pm 5{,}6$ versus $17{,}2 \pm 6{,}0\ ng \cdot kg^{-1} \cdot min^{-1}$), wobei bei 9 der 26 Schwangeren ein Abfall und bei 14 Probandinnen ein Anstieg der APD verzeichnet wurde (Abb. 6); bei 3 Schwangeren blieb die APD unverändert. In der zweiten Untersuchungsgruppe verursachte die intravenöse Applikation von 0,5 mg Bumetanid einen signifikanten Anstieg der APD ($p < 0{,}001$; Abb. 6). Die mittlere APD ($\bar{x} \pm SD$) stieg von $12{,}6 \pm 4{,}5$ auf $15{,}9 \pm 4{,}1\ ng \cdot kg^{-1} \cdot min^{-1}$ an; 2 von 12 untersuchten Probandinnen zeigten keine Veränderung und die restlichen 10 einen Anstieg der APD. Eine eindeutige Differenz zwischen den Ruheblutdruckwerten vor den beiden Tests war nicht festzustellen, so daß sich bei dieser Kurzzeituntersuchung kein Einfluß von Furosemid oder Bumetanid auf den Blutdruck ergab.

In der Kontrollgruppe von 14 Schwangeren stieg bei 4 Probandinnen die APD vom ersten zum zweiten ABT an; bei 3 Probandinnen blieb die APD unverändert, und bei den restlichen 7 Schwangeren zeigte sie einen Abfall. Die mittlere APD ($\bar{x} \pm SD$) zeigte einen geringen Abfall von $16{,}8 \pm 6{,}3$ auf $16{,}0 \pm 4{,}8\ ng \cdot kg^{-1} \cdot min^{-1}$. Diese Veränderung der APD nach 2 h Bettruhe ist statistisch nicht signifikant.

Die intravenöse Applikation von Furosemid und Bumetanid führte bei allen Probandinnen zu einem Anstieg der PRA. Die mittlere PRA ($\bar{x} \pm SD$) stieg 2 h nach intravenöser Applikation von 40 mg Furosemid von $5{,}4 \pm 2{,}0$ auf $13{,}9 \pm 7{,}1\ ng \cdot ml^{-1} \cdot h^{-1}$ und nach 0,5 mg Bumetanid von $3{,}9 \pm 1{,}8$ auf $7{,}4 \pm 2{,}6\ ng \cdot ml^{-1} \cdot h^{-1}$. In beiden Fällen ist der Anstieg der PRA statistisch hochsignifikant ($p < 0{,}001$).

Die Konzentration von Natrium im Serum und des Hämoglobins zeigten nach Verabreichung beider Schleifendiuretika keine signifikanten Veränderungen. Während die Kaliumkonzentration im Serum nach Furosemid keine signifikante Veränderung aufwies, zeigte sie nach Bumetanid einen signifikanten Abfall ($p < 0{,}001$), im Mittel von $3{,}8 \pm 0{,}3$ auf $3{,}5 \pm 0{,}2$ mmol/l. Der Hämatokrit hingegen blieb nach

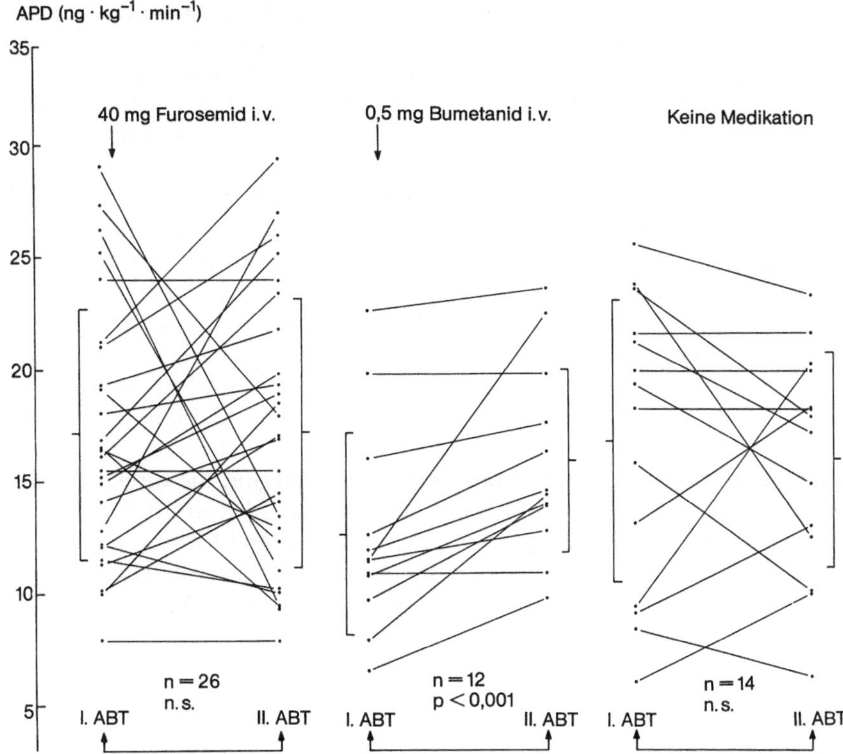

Abb. 6. APD ($\bar{x} \pm SD$ sowie Einzelwerte) vor und 120 min nach intravenöser Applikation von 40 mg Furosemid bzw. 0,5 mg Bumetanid bei 26 bzw. 12 gesunden Erstgebärenden zwischen der 28. und 32. SSW und der Einfluß der Angiotensininfusion auf die Pressordosis in einem zweiten ABT nach 120 min bei 14 weiteren Schwangeren. Die Veränderung der Angiotensinempfindlichkeit nach Gabe von Bumetanid ist statistisch signifikant ($p < 0{,}001$)

Bumetanid unverändert und wies nach Furosemid einen statistisch signifikanten Anstieg auf, im Mittel von $34{,}3 \pm 2{,}0$ auf $35{,}8 \pm 1{,}9$ ($p < 0{,}001$).

Diskussion

Die Bedeutung der lokalen Natriumkonzentration für die Ansprechbarkeit der Gefäße gegenüber vasopressorischen Substanzen wurde unter 2.4 ausführlich besprochen und im vorausgegangenen Abschnitt anhand eigener Ergebnisse unterstrichen. Die vorliegende Untersuchung wurde durchgeführt, um den eventuellen Einfluß einer akuten Natriurese auf die Angiotensinempfindlichkeit zu überprüfen.

Diuretika werden außerhalb der Schwangerschaft häufig zur Behandlung der Hypertonie eingesetzt. Es ist bekannt, daß 1–4 Wochen nach Beginn der Therapie das anfänglich herabgesetzte Plasma- und Schlagvolumen wieder Werte wie vor Behandlungsbeginn erreichen und die Blutdrucksenkung dann infolge einer Vasodilatation der Widerstandsgefäße eintritt. Offensichtlich beruht die arteriolenerweiternde Wirkung dieser Pharmaka dann nicht auf einem renalen Verlust von Natrium und Kalium, sondern auf nicht näher bekannten Ionenverschiebungen in der glatten Muskulatur der Blutgefäße [174]. Kaplan u. Silah [132] konnten in einem Kollektiv von gesunden Nichtschwangeren und Patienten mit einer Hypertonie zeigen, daß bereits 7 Tage nach Behandlung mit täglich 1 mg Chlorothiazid oder nach kochsalzarmer Diät über 4 Tage die Angiotensinempfindlichkeit signifikant abnimmt. Die Verminderung der Gefäßansprechbarkeit nach natriumarmer Diät wurde später auch von anderen Autoren bestätigt [115]. Furosemid und Bumetanid sind potente, schnell wirkende Saluretika, die ihre Wirkung an dem aufsteigenden Ast der Henle-Schleife durch eine Hemmung der Natriumreabsorption entfalten. Obwohl dem Furosemid i. allg. eine extrarenale Wirkung nicht bzw. nur in vitro und in hohen Dosen zugesprochen wird [177], wurde von einigen Autoren im Tierversuch auch eine direkte vasodilatorische Wirkung festgestellt [152, 191]. Ferner konnten Dikshit et al. [66] bei Patienten mit Linksherzinsuffizienz bereits 5 min nach intravenöser Applikation von 1 mg Furosemid/kg KG einen eindeutigen Abfall des peripheren Widerstands nachweisen. Auch Biamino et al. [23] konnten bei Patienten mit Herzinsuffizienz eine signifikante Zunahme der Venenkapazität nach intravenöser Applikation von 40 mg Furosemid feststellen und die direkte Wirkung von Furosemid auf die glatte Muskulatur von Venen am Modell der V. portae von Ratten bestätigen. Die relaxierende Wirkung von Furosemid wurde durch Reduktion der extrazellulären Natriumkonzentration signifikant verstärkt. Hiergegen sprechen jedoch die Ergebnisse von Piepenbrock et al. [205] und von Muir et al. [179], die gezeigt haben, daß die intravenöse Applikation von Furosemid bei herzchirurgisch behandelten Patienten bzw. im Tierversuch innerhalb von 5 min einen signifikanten Anstieg des peripheren Gesamtwiderstands zur Folge hatte.

In einer späteren Untersuchung wurde von Mtabaji et al. [176] belegt, daß Furosemid in vitro die Ansprechbarkeit der Mesenterialarterien der Ratte gegenüber Noradrenalin hemmt. Der molekularbiologische Mechanismus dieser verminderten Blutdruckreaktion ist nicht genau geklärt. Von Furosemid ist bekannt, daß es die Reninfreisetzung und die Synthese der Prostaglandine über eine vermehrte Bildung des Prostaglandinpräkursors Arachidonsäure stimuliert [2, 203, 288]. So konnten Abe et al. [2] beim Menschen und später Patak et al. [201] bei Hunden nachweisen, daß es nach Gabe von Furosemid zu einem Anstieg des renalen Blutflusses und der Ausscheidung des vasodilatorischen Prostaglandins E (PGE) kommt. Auf der anderen Seite wurde gezeigt, daß nach gleichzeitiger Gabe von Furosemid und Indomethacin, einem Prostaglandinsynthetasehemmer, die Stimulation der Reninfreisetzung ausbleibt [200, 264] und die Ausscheidung von PGE_2 im Urin signifikant zurückgeht [264]. Tan et al. [264] konnten jedoch eine Zunahme der Ausscheidung von PGE_2 im Urin nach intravenöser Gabe von Furosemid nicht bestätigen. Diese Befunde sprechen dafür, daß die Reninfreisetzung nach Gabe von Furosemid teilweise durch eine Stimulation der Prostaglandinsynthese induziert wird.

Die einmalige intravenöse Applikation von 40 mg Furosemid führte in der vorliegenden Untersuchung bei Schwangeren zwischen der 28. und 32. SSW nicht zu einer statistisch signifikanten Veränderung der Angiotensinempfindlichkeit. Die Blutdruckreaktion auf die Infusion von Angiotensin-II-amid nach vorheriger Gabe von Furosemid war jedoch individuell sehr unterschiedlich. Obwohl 14 der 26 untersuchten Probandinnen eine Abnahme der Blutdruckreaktion aufwiesen, fällt auf, daß sowohl in der Gruppe der Probandinnen mit einem Anstieg der APD als auch bei den Schwangeren mit einem Abfall der APD stark ausgeprägte Veränderungen beobachtet wurden (Abb. 6). Die Ursache dieser sehr unterschiedlichen Blutdruckreaktionen unter gleichen experimentellen Bedingungen ist unklar.

Die Bedeutung der Prostaglandine bei der Ansprechbarkeit der Gefäße gegenüber A II wurde unter 2.4 ausführlich diskutiert. So konnten Everett et al. [75] bei gesunden Schwangeren nach der 28. SSW zeigen, daß die orale Zufuhr von 50 mg Indomethacin einen deutlichen Anstieg der Angiotensinempfindlichkeit verursacht. Inwieweit die Stimulation der renalen Prostaglandinsynthese durch Furosemid trotz der kurzen biologischen Halbwertszeit der Prostaglandine für die Veränderung der Gefäßansprechbarkeit verantwortlich ist, kann nicht beantwortet werden. Andererseits führte Furosemid, wie erwartet, bei allen Probandinnen zu einem eindeutigen Anstieg der PRA. Die infolgedessen ebenfalls erhöhte Konzentration von endogenem A II ließe eine Abnahme der Angiotensinempfindlichkeit erwarten.

Von Bumetanid ist bekannt, daß es die Ansprechbarkeit der Mesenterialarterien der Ratte in vitro stärker hemmt als Furosemid [176]. Ferner werden sowohl die Reninfreisetzung als auch die Prostaglandinsynthese stimuliert [193]. In der vorliegenden Untersuchung hatten 2 Probandinnen keine Veränderung der APD, und bei 10 der 12 normotonen Schwangeren konnte die Angiotensinempfindlichkeit durch Bumetanid gehemmt werden. Der Anstieg der PRA hingegen war im Vergleich zu dem nach Furosemid wesentlich schwächer.

Obwohl die vorliegenden Ergebnisse zeigen, daß die Konzentration von Natrium im Serum von der akuten Diurese weder nach Furosemid noch nach Bumetanid beeinflußt wurde, kann diskutiert werden, daß eine lokale Umverteilung der Elektrolyte in der Gefäßwand bei der Veränderung der Angiotensinempfindlichkeit durch Bumetanid und in Einzelfällen auch durch Furosemid von Bedeutung ist. Friedman u. Friedman [90] hatten gezeigt, daß sich der periphere Widerstand auch bei einer relativen Erhöhung des extrazellulären Kaliumgehaltes gegenüber der intrazellulären Konzentration erhöht. Im Gegensatz zur intravenösen Gabe von Furosemid kam es nach Bumetanid zu einem signifikanten Abfall der Konzentration von Kalium im Serum.

Nach Gabe von Furosemid erfolgte eine gewisse Hämokonzentration, die einerseits zu erwarten war, andererseits aber nicht mit einem parallelen Anstieg der Hämoglobinkonzentration einherging. Frühere Untersuchungen, die im einzelnen unter 2.4 besprochen wurden, hatten gezeigt, daß eine akute Veränderung des Plasmavolumens die Angiotensinempfindlichkeit nicht beeinflußt.

Zusammenfassend kann gesagt werden, daß die einmalige intravenöse Applikation von Bumetanid im Gegensatz zu Furosemid zu einer deutlichen Veränderung der Angiotensinempfindlichkeit führt. Als mögliche Ursachen sind die Stimulation der renalen vasodilatorischen Prostaglandine und eine Umverteilung der Elektrolyte in der Gefäßwand zu diskutieren. Die großen individuellen Unterschiede in der Blutdruckreaktion lassen jedoch vermuten, daß die Gefäßansprechbarkeit bei einem Teil der Probandinnen auch nach Gabe von Furosemid über einen nicht genau bekannten Mechanismus beeinflußt wurde.

4.2.3 Einfluß von L-Dopa

Versuchspersonen

Die Untersuchungen wurden bei 31 gesunden Erstgebärenden zwischen der 24. und 36. SSW durchgeführt (Alter 17–41 Jahre). Nach Erreichen des Ruheblutdrucks in Linksseitenlage wurde bei allen Schwangeren ein ABT vorgenommen und die APD ermittelt. Bei 5 Frauen wurde nach 1 h ein zweiter ABT durchgeführt, wobei nach Beendigung des ersten ABT 500 mg L-Dopa per os verabreicht worden waren. In einer zweiten Untersuchungsgruppe erhielten 16 Probandinnen in einer entsprechenden Versuchsanordnung statt 500 mg oral 1000 mg L-Dopa. In einer bezüglich des Alters und der Schwangerschaftswoche vergleichbaren Kontrollgruppe von 10 Probandinnen war die Versuchsdurchführung die gleiche, nur wurde hier kein L-Dopa verabreicht.

Blutentnahmen für die Bestimmung der Prolaktinkonzentration im Plasma erfolgten in diesen 3 Gruppen nach 30 min Linksseitenlage unmittelbar vor dem ersten ABT und danach, dann nach einer weiteren Stunde, also vor dem zweiten ABT, und noch einmal unmittelbar im Anschluß an den zweiten ABT. Die Prolaktinkonzentration im Plasma wurde radioimmunologisch bestimmt (vgl. 3.2.3). Die statistische Analyse der Daten erfolgte mit Hilfe des Wilcoxon-Tests für Paardifferenzen.

Ergebnisse

In der ersten Gruppe von 5 Probandinnen, welche nur 500 mg L-Dopa erhielten, kam es nur zu einer geringfügigen Veränderung der APD (Tabelle 13).

In der zweiten Untersuchungsgruppe von 16 Probandinnen, die nach dem ersten ABT 1000 mg L-Dopa einnahmen, zeigte sich bei 11 Probandinnen beim zweiten ABT eine geringere Angiotensinempfindlichkeit; bei 2 Frauen blieb die Pressordosis gleich, und die restlichen 3 Schwangeren zeigten einen geringfügigen Anstieg der Angiotensinempfindlichkeit. Die mittlere APD ($\bar{x} \pm SD$) zeigte einen Anstieg von $16{,}9 \pm 5{,}0$ auf $19{,}6 \pm 4{,}5\ ng \cdot kg^{-1} \cdot min^{-1}$ nach Einnahme von 1000 mg L-Dopa (Abb. 7). Dieser Anstieg der APD ist statistisch signifikant ($p < 0{,}005$). Ferner fiel auf, daß der auf den Ausgangswert bezogene prozentuale Anstieg der APD bei den 8 relativ empfindlichen Schwangeren (APD unterhalb des arithmetischen Mittel-

Tabelle 13. Angiotensinpressordosis *(APD)* vor *(A)* und nach *(B)* L-Dopa, wobei unmittelbar nach dem ersten ABT 500 mg L-Dopa per os verabreicht wurden. Die Zeit vom Ende des ersten bis zu Beginn des zweiten ABT betrug 60 min. Die Veränderung der Angiotensinempfindlichkeit ist statistisch nicht signifikant

	APD	
	$A\ (ng \cdot kg^{-1} \cdot min^{-1})$	$B\ (ng \cdot kg^{-1} \cdot min^{-1})$
	25,0	28,8
	20,6	15,3
	14,0	14,0
	21,2	23,5
	17,7	19,4
$\bar{x} \pm s$	$19{,}7 \pm 4{,}1$	$20{,}2 \pm 6{,}1$

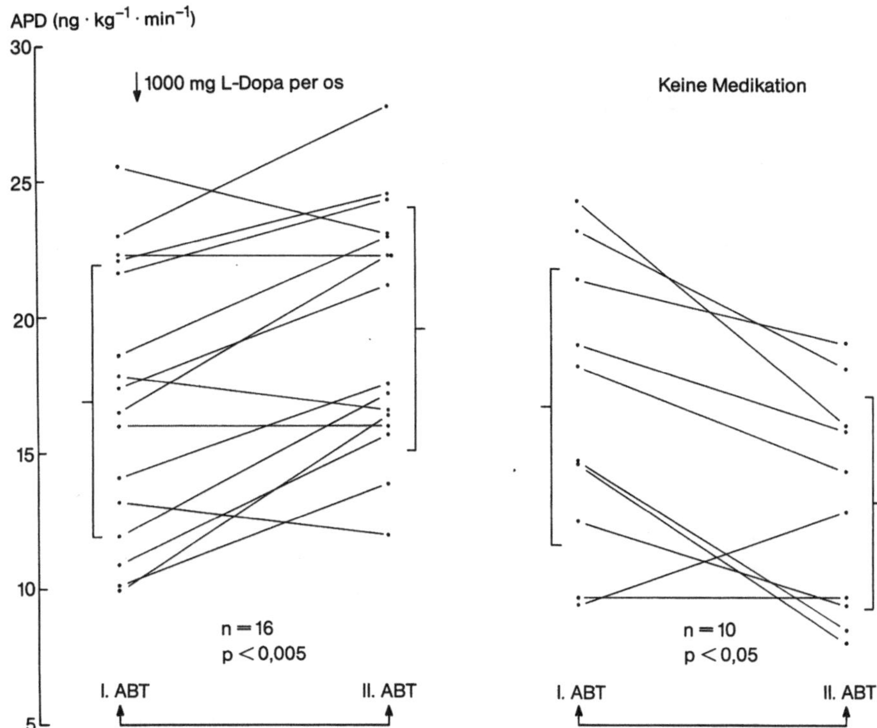

Abb. 7 Veränderung der APD ($\bar{x} \pm SD$ sowie Einzelwerte) 60 min nach oraler Applikation von 1 000 mg L-Dopa zwischen der 24. und 36. SSW bei 16 gesunden Erstgebärenden und der Einfluß einer Angiotensininfusion auf die Pressordosis in einem zweiten nachfolgenden ABT bei 10 weiteren Probandinnen ohne Medikation. Die Veränderung der Angiotensinempfindlichkeit ist in beiden Untersuchungsgruppen statistisch signifikant ($p < 0{,}005$ bzw. $p < 0{,}05$)

werts) deutlich größer war als bei den weniger empfindlichen Versuchspersonen. Der Anstieg betrug bei den relativ empfindlichen Probandinnen 30%, bei den weniger empfindlichen 9%. Eine eindeutige Differenz zwischen den Basisblutdruckwerten vor den beiden Tests war nicht festzustellen, so daß sich bei dieser Kurzzeituntersuchung kein Einfluß von L-Dopa auf den Blutdruck ergab.

In der Kontrollgruppe von 10 Probandinnen zeigte die APD nach 60 min einen eindeutigen und statistisch signifikanten Abfall im Mittel von $16{,}7 \pm 5{,}1$ auf $13{,}2 \pm 3{,}9$ $ng \cdot kg^{-1} \cdot min^{-1}$ ($\bar{x} \pm SD$; $p < 0{,}05$).

Die Prolaktionkonzentration im Plasma (PRL) zeigte nach der Infusion von Angiotensin-II-amid einen geringen, jedoch statistisch signifikanten Abfall, im Mittel ($\bar{x} \pm SD$) von 135 ± 52 auf 121 ± 53 ng/ml ($p < 0{,}05$). Wie zu erwarten war die Prolaktinsekretion 60 bzw. 105 min nach oraler Applikation von 1 000 mg L-Dopa deutlich supprimiert. Die mittlere PRL ($\bar{x} \pm SD$) fiel von 121 ± 53 auf 66 ± 53 bzw. auf 51 ± 47 ng/ml ab. Dieser Abfall ist statistisch signifikant ($p < 0{,}01$ bzw. $p < 0{,}001$; Abb. 8). Ferner zeigte sich keine signifikante Korrelation zwischen der APD vor und nach Behandlung mit L-Dopa einerseits und der PRL andererseits (vgl. auch 4.2.6).

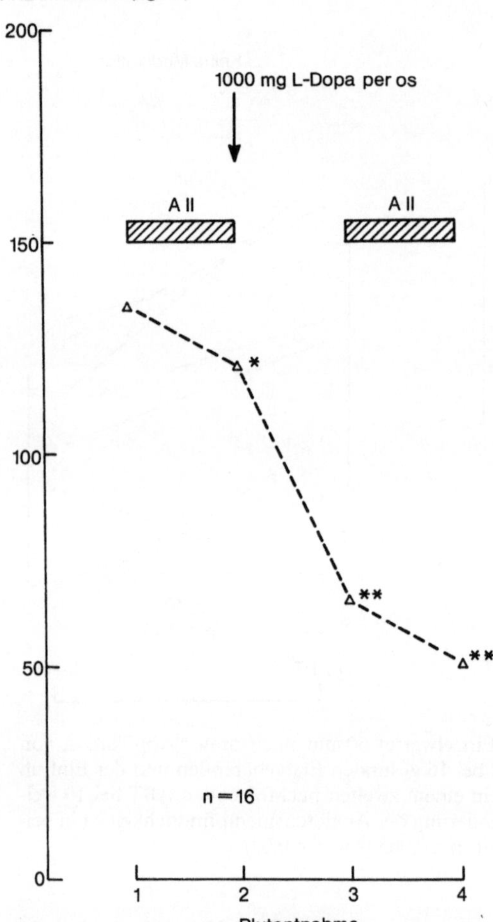

Abb. 8. Veränderung der Prolaktinkonzentration im Plasma (PRL; $\bar{x} \pm SD$) im Vergleich zum Ausgangswert nach 30 min Linksseitenlage nach Infusion von A-II-amid (ABT) bzw. 60 und 105 min nach oraler Applikation von 1 000 mg L-Dopa bei 16 gesunden Erstgebärenden zwischen der 24. und 36. SSW. Der Abfall der PRL ist statistisch signifikant (* $p < 0,05$, ** $p < 0,01$, *** $p < 0,001$)

Diskussion

Als eine mögliche Ursache der essentiellen Hypertonie wurde kürzlich eine verminderte zentrale dopaminerge Aktivität bzw. eine gestörte dopaminerge Kontrolle postuliert [155, 253]. Aus diesem Grund wurde der Einfluß des Dopaminpräkursors L-Dopa auf die Angiotensinempfindlichkeit während der Spätschwangerschaft untersucht. Im Gegensatz zu Dopamin ist L-Dopa in der Lage, die Blut-Hirn-Schranke zu überwinden [40, 54], was eine Voraussetzung für eine Wirkung im Zentralnervensystem ist.

Die Ergebnisse der vorliegenden Untersuchung zeigen, daß die Gefäßansprechbarkeit gegenüber A II durch orale Gabe von 1 000 mg L-Dopa abgeschwächt werden kann. Die erhöhte Blutdruckreaktion auf die zweite Angiotensininfusion in der Kontrollgruppe von 10 unbehandelten Probandinnen ist wahrscheinlich auf eine Suppression des Renin-Angiotensin-Systems durch die erste Angiotensinapplikation zurückzuführen.

Obwohl A II bekanntlich zu einer massiven Stimulation der Aldosteronsekretion und folglich indirekt zu einer vermehrten Natriumreabsorption führt, ist es unwahrscheinlich, daß in der relativ kurzen Zeit von ca. 100 min bis zum Abschluß der zweiten Angiotensininfusion dieser Mechanismus vollständig zur Wirkung kommt und eine Natriumanreicherung im Bereich der vaskulären Angiotensinrezeptoren erfolgt, welche wiederum die Blutdruckreaktion gegenüber A II erhöht [35]. Andererseits wurde dieser zeitliche Ablauf so gewählt, weil Boyd et al. [26] gezeigt hatten, daß maximale Plasmakonzentrationen 30–240 min nach Einnahme von 1000 mg L-Dopa erreicht werden. Ferner hatten Pujol-Amat et al. [209] festgestellt, daß 2–4 h nach oraler Applikation von 1000 mg L-Dopa der Einfluß auf die Prolaktinkonzentration im Plasma am größten ist.

Die genauen Ursachen der abgeschwächten Blutdruckreaktion gegenüber A II nach Applikation von L-Dopa sind unklar. Folgende mögliche Mechanismen können diskutiert werden:

1) *Inhibition der Sympathikusaktivität:* Watanabe et al. [285] und Whitsett et al. [299] konnten bei Katzen bzw. Hunden nachweisen, daß L-Dopa eine Abnahme der sympathischen Aktivität bewirkt. Ferner konnte von Scroop u. Whelan [237] gezeigt werden, daß intravenös appliziertes A II in geringen Dosen seine Wirkung auf bestimmte Gefäßgebiete nur über das sympathische Nervensystem entfaltet. Über den Wirkungsmechanismus von L-Dopa auf das sympathische System besteht noch keine Klarheit. Von Watanabe et al. [285] wurde die Hypothese aufgestellt, daß L-Dopa eine zentrale Akkumulation adrenerger Neurotransmitter bewirkt, deren Vorstufe es ist, und daß es dadurch möglicherweise die Aktivität des sympathischen Nervensystems verringern kann.

Kürzlich konnten van Loon et al. [276, 277] zeigen, daß die Gabe von Bromocriptin, einem Dopaminagonisten, einen dramatischen Abfall der Plasmakonzentrationen von Dopamin, Adrenalin und Noradrenalin zur Folge hat und nahmen eine präsynaptische Inhibition von dopaminergen und adrenergen Neuronen an. Die dämpfende Wirkung von L-Dopa auf die Sympathikusaktivität über einen zentralen Mechanismus scheint eine Möglichkeit zu sein, die Abnahme der Empfindlichkeit auf exogen zugeführtes A II nach L-Dopa zu erklären. In diesem Zusammenhang erscheint es sinnvoll, auf Beobachtungen einzugehen, die auf eine gesteigerte Sympathikusaktivität bei Gestose hinweisen [305] und die an anderer Stelle ausführlich besprochen wurden (vgl. 2.2).

2) *Beeinflussung des Blutdrucks:* Horwitz et al. [119] fanden bei 5 von 11 Patienten eine Abnahme des peripheren Gesamtwiderstands nach Infusion von Dopamin. Daher ist es vorstellbar, daß L-Dopa nach Umwandlung zu Dopamin an spezifischen Gefäßrezeptoren eine periphere Vasodilatation mit Abnahme der Empfindlichkeit gegenüber A II hervorruft. Da jedoch in der vorliegenden Untersuchung keine blutdrucksenkende Wirkung von L-Dopa festgestellt wurde, erscheint diese hypothetische Erklärung hier nicht anwendbar zu sein.

3) *Beeinflussung des Wasser- und Elektrolythaushalts durch L-Dopa und Dopamin:* Finlay et al. [86] stellten fest, daß nach oraler Applikation von 1–2 g L-Dopa ein Anstieg der Natrium- und Kaliumausscheidung und eine Zunahme der glomerulären Filtrationsrate und des renalen Plasmaflusses zu verzeichnen waren. Die zeitliche Limitation zwischen den beiden Angiotensininfusionen macht jedoch auch diese denkbare Erklärung unwahrscheinlich. Ferner wurde bereits durch eige-

ne Untersuchungen belegt, daß selbst eine akute und massive Natriurese mit Hilfe des Diuretikums Furosemid (40 mg i.v.) keine eindeutige Veränderung der Angiotensinempfindlichkeit zur Folge hat (vgl. 4.2.2).

4) *Beeinflussung der Prolaktinsekretion:* Der erhöhten Prolaktinsekretion in der Schwangerschaft wurde auch eine Wirkung in der Regulation des Blutdrucks zugesprochen. Mögliche Beziehungen zwischen der Prolaktinsekretion und der Angiotensinempfindlichkeit werden im Kapitel 4.2.6 noch ausführlich besprochen. Es ist jedoch unwahrscheinlich, daß die Angiotensinempfindlichkeit allein durch die Prolaktinsekretion moduliert wird. Sowohl in der vorliegenden Untersuchung, als auch in einem größeren Kollektiv von 105 Erstgebärenden konnte keine signifikante Korrelation zwischen der Prolaktinkonzentration im Plasma bzw. Serum und der Angiotensinpressordosis gezeigt werden (vgl. 4.2.6).

4.2.4 Einfluß von Metoclopramid

Versuchspersonen
Die Untersuchungen wurden bei 32 gesunden Erstgebärenden (Alter 21–41 Jahre) zwischen der 28. und 32. SSW in 2 Untersuchungsgruppen durchgeführt. Nach Erreichen des Ruheblutdrucks in Linksseitenlage wurde bei allen Probandinnen ein ABT vorgenommen und die APD bestimmt.

In der ersten Untersuchungsgruppe von 17 Probandinnen wurde nach Beendigung des ABT und nach Wiedererreichen des Ruheblutdrucks 10 mg Metoclopramid intravenös appliziert. Nach 1 h Wirkungszeit wurde der ABT wiederholt und die aktuelle APD ermittelt. Bei der zweiten Untersuchungsgruppe von 15 Probandinnen begann der zweite ABT unmittelbar nach der Injektion von Metoclopramid. Da nach jedem diagnostischen ABT die ermittelte APD unmittelbar nach Erreichen des Ruheblutdrucks mit der bei dem jeweiligen ABT zuletzt eingestellten Infusionsrate überprüft wird (vgl. 3.4.4), wurden die ersten 30 Probandinnen aus dem gesamten Kollektiv der Schwangeren, bei denen im Rahmen der Früherkennung hypertensiver Schwangerschaftskomplikationen ein ABT durchgeführt worden war, der zweiten Untersuchungsgruppe als ein Kontrollkollektiv gegenübergestellt. Die statistische Auswertung der Daten erfolgte mit Hilfe des Wilcoxon-Tests für Paardifferenzen.

Ergebnisse
In der ersten Untersuchungsgruppe von 17 Probandinnen zeigte sich 1 h nach intravenöser Applikation von 10 mg Metoclopramid bei 4 Schwangeren eine geringere Angiotensinempfindlichkeit; bei einer Versuchsperson blieb die APD unverändert, und die restlichen 12 Probandinnen zeigten eine Zunahme der Angiotensinempfindlichkeit (Abb. 9). Die mittlere APD fiel im Mittel ($\overline{x} \pm SD$) geringfügig von $13{,}3 \pm 5{,}0$ auf $11{,}6 \pm 4{,}1\ ng \cdot kg^{-1} \cdot min^{-1}$ ab. Diese Veränderung der APD 1 h nach Metoclopramid ist statistisch nicht signifikant.

Wenn der zweite ABT unmittelbar nach intravenöser Injektion von 10 mg Metoclopramid erfolgte (zweite Untersuchungsgruppe), so zeigte lediglich eine Probandin eine geringere Angiotensinempfindlichkeit; alle anderen Probandinnen wiesen

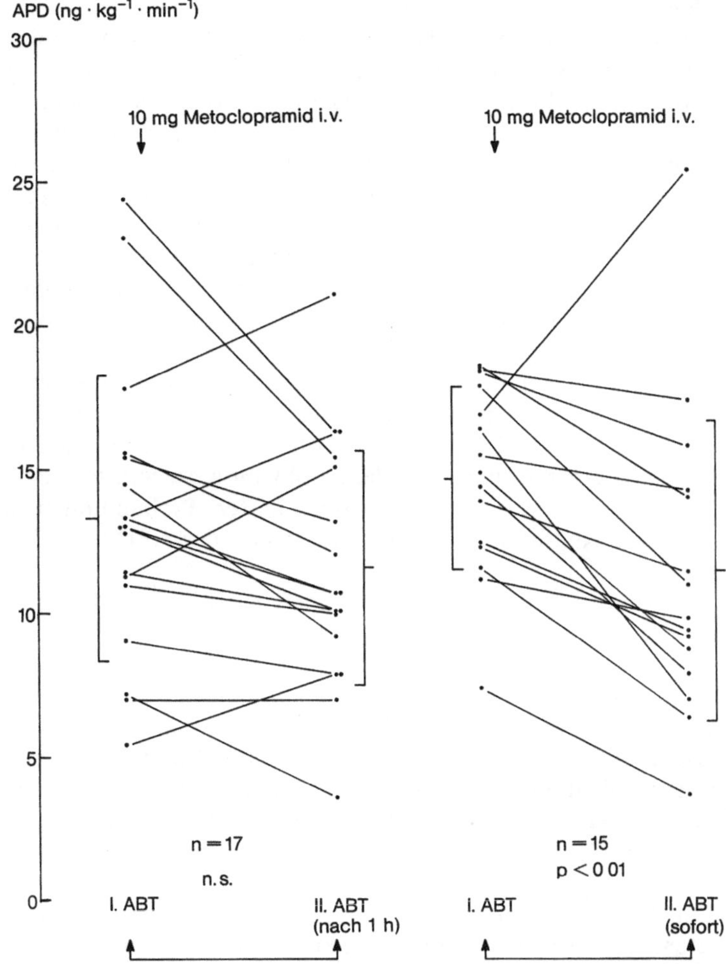

Abb. 9. APD ($\bar{x} \pm SD$ sowie Einzelwerte) vor, unmittelbar nach und 60 min nach intravenöser Gabe von 10 mg Metoclopramid bei 17 bzw. 15 gesunden Erstgebärenden zwischen der 28. und 32. SSW. Die Veränderung der Angiotensinempfindlichkeit unmittelbar nach intravenöser Gabe von Metoclopramid ist statistisch signifikant ($p < 0{,}01$)

einen Anstieg der Angiotensinempfindlichkeit auf. Die mittlere APD ($\bar{x} \pm SD$) zeigte einen Abfall von $14{,}7 \pm 3{,}2$ auf $11{,}5 \pm 5{,}2 \, ng \cdot kg^{-1} \cdot min^{-1}$. Dieser ist statistisch signifikant ($p < 0{,}01$).

In der Kontrollgruppe von 30 Schwangeren, bei denen die APD nach Erreichen des Ruheblutdrucks mit der beim ABT zuletzt eingestellten Infusionsrate überprüft wurde, wurde bei keiner Probandin ein meßbarer Unterschied zwischen der bei der ersten und zweiten Messung errechneten APD festgestellt (im Gesamtkollektiv der mittels ABT untersuchten Schwangeren war dies nur bei 2% der Fall; vgl. 3.4.4).

Diskussion

Unter 4.2.3 wurde gezeigt, daß die einmalige Gabe des Dopaminagonisten L-Dopa (1 g per os) bei Schwangeren zu einer signifikanten Verminderung der Angiotensinempfindlichkeit führt. Es wurde diskutiert, daß es sich dabei u. a. um eine zentrale dopaminerge Wirkung gehandelt hat. In der vorliegenden Untersuchung wurde zu Beginn des 3. Trimenons die Wirkung des zentralen Dopaminantagonisten Metoclopramid auf die Angiotensinempfindlichkeit überprüft. Hierdurch sollte indirekt belegt werden, daß es sich bei dem günstigen Effekt von L-Dopa auf die Angiotensinempfindlichkeit in der Schwangerschaft um eine über das sympathische Nervensystem vermittelte dopaminerge Wirkung handelt. Wenn dies zutreffen würde, müßte nach Metoclopramid ein Anstieg der Angiotensinempfindlichkeit erwartet werden.

Die einmalige intravenöse Applikation von 10 mg Metoclopramid führte jedoch nur dann zu einem signifikanten Anstieg der Angiotensinempfindlichkeit, wenn der zweite ABT unmittelbar nach Injektion von Metoclopramid erfolgte. Wenn die aktuelle APD erst 60 min nach der Applikation der Substanz erneut bestimmt wurde, so zeigten zwar auch dann die meisten Probandinnen einen Anstieg der Angiotensinempfindlichkeit, aber der Abfall der APD war nicht mehr statistisch signifikant.

Pharmakokinetische Untersuchungen haben gezeigt, daß maximale Plasmakonzentrationen von Metoclopramid bereits 5 min nach intravenöser Applikation von 23 mg Metoclopramid erreicht werden [235]. Nach dieser kurzen Verteilungsphase kommt es zu einer raschen Elimination, und 60 min nach intravenöser Applikation von Metoclopramid sind lediglich 50% der initialen Plasmakonzentration nachweisbar. Die Kürze der Verteilungsphase bleibt offenbar auch in der Schwangerschaft erhalten, denn Brandes et al. [28] konnten eine maximale Stimulation der Prolaktinsekretion schon innerhalb von 15–30 min nach intravenöser Applikation von 10 mg Metoclopramid bei Schwangeren nachweisen.

Die signifikante Zunahme der Gefäßansprechbarkeit gegenüber A II unmittelbar nach Applikation von Metoclopramid, jedoch nicht mehr nach 60 min, läßt vermuten, daß es sich hier nur um eine kurzdauernde Wirkung auf die Gefäßansprechbarkeit handelt. Der statistisch nicht signifikante, jedoch tendenziell vorhandene Abfall der APD nach 60 min kann möglicherweise jedoch auch auf den negativen Rückkopplungseffekt der ersten Angiotensininfusion zurückgeführt werden. Bei der Kontrollgruppe von 30 Schwangeren konnte indirekt belegt werden, daß dieser Mechanismus eine gewisse Zeit in Anspruch nimmt, da die APD bei den Kontrollpersonen unverändert blieb, wenn der zweite ABT kurz nach Ende des ersten durchgeführt wurde. Ferner ist es wegen der raschen Elimination möglich, daß die Plasmakonzentration von Metoclopramid nach 60 min für eine Wirkung auf die vaskuläre Angiotensinansprechbarkeit nicht mehr ausreicht.

Die Wirkung von Prolaktin ist in diesem Zusammenhang noch nicht vollständig geklärt. Obwohl es neuerdings Hinweise gibt, daß eine erhöhte Prolaktinsekretion bei der Veränderung der Gefäßansprechbarkeit und evtl. sogar bei der Entstehung der Gestose eine Rolle spielen könnte (vgl. 4.2.6), ist es unwahrscheinlich, daß die durch Metoclopramid induzierte akute Erhöhung des zirkulierenden Prolaktins für die Veränderung der Angiotensinempfindlichkeit in der vorliegenden Studie verantwortlich ist. In eigenen Untersuchungen konnte gezeigt werden, daß zu Beginn des 3. Trimenons keine signifikante Korrelation zwischen der APD und der Prolaktinkonzentration im Serum bzw. Plasma vorhanden ist (vgl. 4.2.3 und 4.2.6). Ferner wurde gezeigt, daß sich die mittleren Prolaktinkonzentrationen im Serum 15 und 60 min nach der intravenösen Applikation von 10 mg Metoclopramid nicht unterschieden [28].

Die vorliegenden Untersuchungsergebnisse sprechen dafür, daß es sich bei dem Effekt von L-Dopa auf die Angiotensinempfindlichkeit in der Schwangerschaft um eine zentrale dopaminerge Wirkung handelt. Dies wirft die Frage auf, ob es evtl. möglich ist, durch die Anwendung von langwirkenden Dopaminagonisten wie Bromocriptin bei Schwangeren mit besonders hohem Gestoserisiko (niedrige APD) der Entstehung einer hypertensiven Komplikation vorzubeugen. Während heute nur eine sekundäre Prävention möglich ist, muß in Zukunft nach Möglichkeiten einer primären Früherkennung gesucht werden (vgl. 4.2.5).

4.2.5 Einfluß von Theophyllin

Diese Studie wurde bei 16 gesunden Erstgebärenden (Alter 20–38 Jahre) zwischen der 28. und 36. SSW durchgeführt. Bei allen Frauen war im Rahmen der Untersuchungen zur Früherkennung hypertensiver Schwangerschaftskomplikationen mittels ABT eine niedrige APD (APD $< 10\,\mathrm{ng}\cdot\mathrm{kg}^{-1}\cdot\mathrm{min}^{-1}$), also eine erhöhte vaskuläre Angiotensinempfindlichkeit und damit ein erhöhtes Gestoserisiko, festgestellt worden.

Nach dem ABT und nach Erreichen des Ruheblutdrucks in Linksseitenlage wurden bei 16 Probandinnen 200 mg Theophyllin innerhalb von 5 min intravenös injiziert. Der Blutdruck und der Puls wurden in 10minütigen Abständen kontrolliert. 60 min nach Injektion von Theophyllin wurde ein zweiter ABT begonnen und erneut die APD bestimmt. In einer bezüglich des Alters und der Schwangerschaftswoche vergleichbaren Kontrollgruppe von 10 Erstgebärenden wurde in gleicher Versuchsanordnung der Einfluß eines ABT auf die mittels eines nach 60 min durchgeführten zweiten ABT festgestellte APD geprüft, wobei hier zwischen beiden Tests kein Medikament verabreicht wurde (gleiches Kontrollkollektiv wie in der L-Dopa-Studie, vgl. 4.2.3). Die statistische Analyse der Daten erfolgte mit Hilfe des Wilcoxon-Tests für Paardifferenzen und des Zweistichproben-t-Tests für unabhängige Zufallsstichproben.

Ergebnisse

Es zeigte sich, daß nach intravenöser Applikation von 200 mg Theophyllin bei 15 von 16 Schwangeren ein Anstieg der APD nachweisbar war (Abb. 10); bei einer Probandin blieb die APD unverändert. Die APD stieg im Mittel ($\bar{x} \pm SD$) von $6{,}8 \pm 2{,}4$ auf $11{,}7 \pm 5{,}6\,\mathrm{ng}\cdot\mathrm{kg}^{-1}\cdot\mathrm{min}^{-1}$ und, bezogen auf den Ausgangswert, somit im Mittel um 72% an ($= \pm 51\%$). Der Anstieg der APD nach Applikation von Theophyllin ist statistisch hochsignifikant ($p < 0{,}001$; Wilcoxon-Test für Paardifferenzen).

Aufgrund dieser Daten wurde überprüft, ob der durch Theophyllin hervorgerufene Anstieg der APD von der Höhe ihres Ausgangswerts abhängig ist. Dabei zeigte sich, daß die APD bei den 9 Schwangeren mit einer anfänglichen APD unter

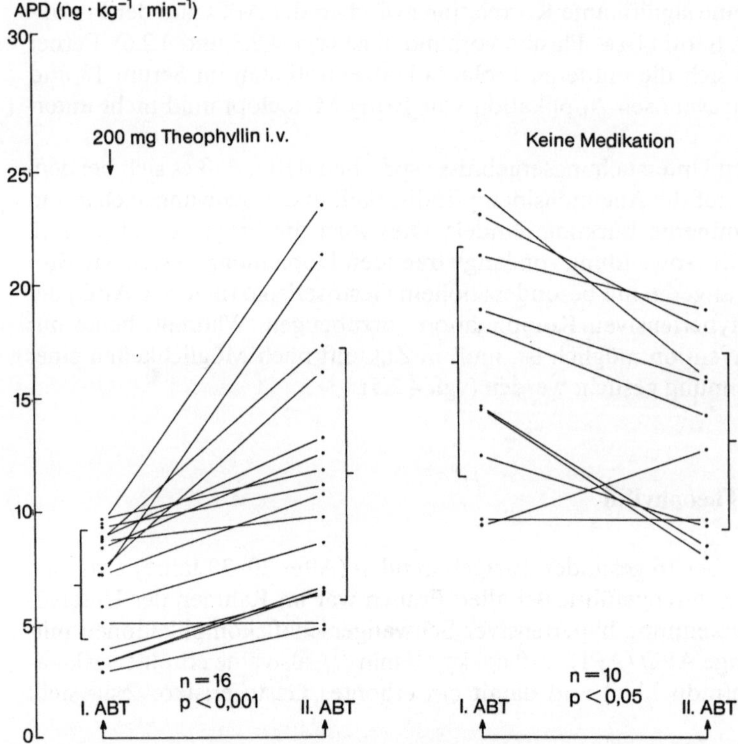

Abb. 10. Veränderung der APD ($\bar{x} \pm SD$ sowie Einzelwerte) 1 h nach intravenöser Applikation von 200 mg Theophyllin zwischen der 28. und 32. SSW bei 16 gesunden Erstgebärenden und der Einfluß einer Angiotensininfusion auf die Pressordosis in einem zweiten ABT bei 10 weiteren Probandinnen ohne Medikation. Der Abfall der Angiotensinempfindlichkeit nach Theophyllin und der Anstieg ohne Medikation sind statistisch signifikant ($p < 0{,}001$ bzw. $p < 0{,}05$)

8,0 ng · kg^{-1} · min^{-1} im Mittel stärker anstieg als bei den 7 Probandinnen mit einer Pressordosis zwischen 8,0 und 10,0 ng · kg^{-1} · min^{-1}, nämlich um 83 ± 55% gegenüber 57 ± 49% ($\bar{x} \pm SD$). Dieser Unterschied ist jedoch statistisch nicht signifikant (t-Test).

In der Kontrollgruppe von 10 Schwangeren stieg bei 8 Probandinnen die Angiotensinempfindlichkeit vom ersten zum zweiten ABT an; bei einer Probandin blieb die APD unverändert, und bei einer weiteren Schwangeren zeigte sie einen geringen Anstieg. Die mittlere APD ($\bar{x} \pm SD$) fiel von 16,7 ± 5,1 auf 13,2 ± 3,9 ng · kg^{-1} · min^{-1} ab. Diese Verminderung der APD nach 60 min Linksseitenlage ist statistisch signifikant ($p < 0{,}05$).

Diskussion

Im Verlauf der normalen Schwangerschaft kommt es zu einer Abnahme der Blutdruckreaktion gegenüber A II. Die Bedeutung der Prostaglandine in der Regulation der Gefäßansprechbarkeit wurde anhand von tierexperimentellen Ergebnissen mehrfach belegt und unter 2.4 ausführlich besprochen.

Es ist naheliegend, daß die Prostaglandine ihre Wirkung an der Gefäßwand z. T. über eine vermehrte Synthese des zyklischen Adenosinmonophosphats (cAMP) entfalten. Es ist bekannt, daß die Synthese des cAMP in verschiedenen Organen durch die Prostaglandine über eine Aktivierung der Adenylzyklase unterstützt wird, so daß zwischen den Prostaglandinen und dem cAMP ein positiver Feedback vermutet wurde [213]. So konnten Dunham et al. [70] einen Anstieg der Gewebskonzentration des cAMP im Gefäßsystem nach Gabe des vasodilatorisch wirksamen Prostaglandins E_2 nachweisen. Diese Befunde wurden kürzlich von Everett et al. [75] indirekt bestätigt; sie wiesen bei gesunden Schwangeren im 3. Trimenon nach, daß die orale Zufuhr eines Prostaglandinsynthetasehemmers (50 mg Indomethacin oder 1,3 g Acetylsalizylsäure) einen deutlichen Anstieg der Angiotensinempfindlichkeit verursacht.

Aufgrund dieser Ergebnisse scheint der Schluß berechtigt, daß A II und cAMP bezüglich der Kontraktilität der glatten Muskulatur antagonistisch wirken. Dabei führt das cAMP über eine Verschiebung von freier zu gebundener Kalziumfraktion im Zytosol zu einer Vasodilatation. Von einer intrazellulären Anreicherung von cAMP ist dementsprechend eine verminderte Anpsrechbarkeit der Gefäße gegenüber endogen freigesetztem oder exogen zugeführtem A II zu erwarten.

Dieser hypothetische Effekt einer Anreicherung von cAMP wurde kürzlich von Everett et al. [76] in einer kleinen Gruppe von 7 Patientinnen mit leichter Gestose und erhöhter Angiotensinempfindlichkeit überprüft. Nach oraler Applikation von täglich 800 mg Oxtriphyllin (dieses enthält 64% reines Theophyllin), einem Phosphodiesterasehemmer, über 4 Tage war die Blutdruckreaktion gegenüber A II deutlich abgeschwächt.

Diese Ergebnisse müssen jedoch mit gewissem Vorbehalt betrachtet werden, da Everett et al. [76] ihre Untersuchungen nach stationärer Aufnahme der Patientinnen durchgeführt haben. Die klinische Erfahrung zeigt, daß sich die Symptome einer Gestose unter Bettruhe zumindest vorübergehend zurückbilden können. Ferner ist noch nicht untersucht worden, ob die stationäre Bettruhe bei Gestose auch die Angiotensinempfindlichkeit beeinflußt.

Die Ergebnisse der vorliegenden Studie zeigen jedoch, daß die Gefäßansprechbarkeit gegenüber A II auch in der normalen Schwangerschaft durch Gabe eines Phosphodiesterasehemmers abgeschwächt und somit eine erhöhte Angiotensinempfindlichkeit im Kurzzeitexperiment günstig beeinflußt werden kann. Diese Feststellung zieht die Fragen nach sich, ob Theophyllin als unterstützende Maßnahme zur antihypertensiven Therapie bei schwangerschaftsbedingter Hypertonie eingesetzt werden kann und ob die Langzeitanwendung von Theophyllin bei Schwangeren mit auffällig hohem Gestoserisiko zur Prävention dieser Komplikation führt.

Mit einer prospektiven Studie zur Beantwortung der letztgenannten Frage wurde 1982 in der Frauenklinik der Medizinischen Hochschule Hannover begonnen.

4.2.6 Mögliche Beziehungen zur Prolaktinsekretion

Versuchspersonen

Bei 105 gesunden Erstgebärenden (Alter 15–46 Jahre) wurden zwischen der 28. und 32. SSW ein Lagerungstest (LT) und anschließend ein ABT durchgeführt. Der Blutdruck wurde nach der unter 4.1 beschriebenen Methode bei allen Probandinnen nach 30 min Linksseitenlage (LSL) sowie nach 5 min Rückenlage (RL) und bei 66 Schwangeren nach weiteren 25 min Rückenlage gemessen und registriert. Ferner wurden der Anstieg des diastolischen Blutdrucks nach 5 min RL (Δp_d) und die APD ermittelt.

Venenblut wurde nach 30 min LSL und bei 66 Probandinnen auch nach 30 min RL entnommen. Bei 39 Frauen wurde eine weitere Blutentnahme nach dem ABT vorgenommen. Die Bestimmung der Prolaktinkonzentration in den zunächst tiefgefrorenen Serumproben erfolgte radioimmunologisch (vgl. 3.2.3). Bei 86 Probandinnen wurde zusätzlich die Harnsäurekonzentration in der nach 30 min LSL gewonnenen Serumprobe bestimmt (vgl. 3.3).

Die statistische Analyse der Daten erfolgte mit Hilfe des Wilcoxon-Tests für Paardifferenzen und des Zweistichproben-t-Tests für unabhängige Zufallsstichpro-

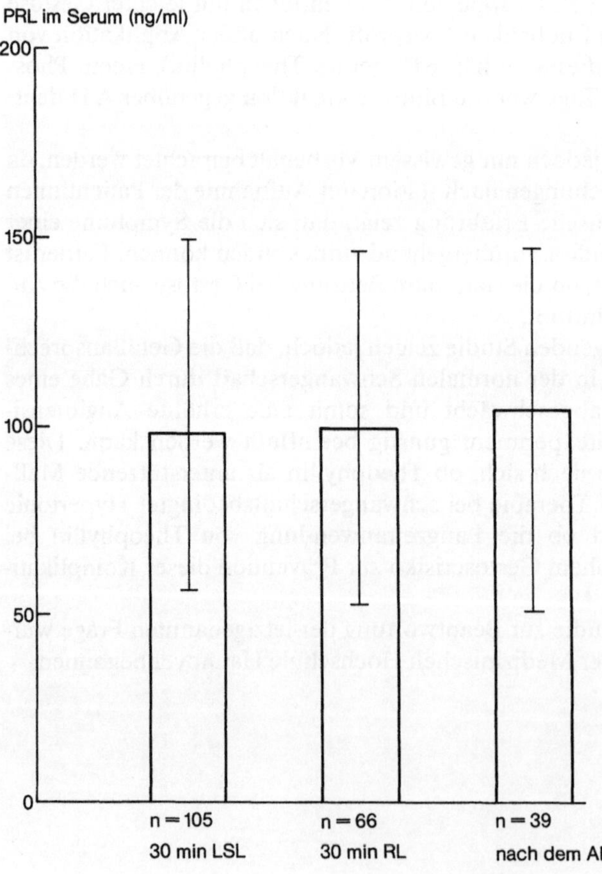

Abb. 11. Einfluß des Lagewechsels und der Infusion von A-II-amid auf die Prolaktinkonzentration im Serum (*PRL*; $\bar{x} \pm$ SD). Die Unterschiede zwischen den Mittelwerten sind statistisch nicht signifikant (*LSL* Linksseitenlage, *RL* Rückenlage, *ABT* Angiotensinbelastungstest)

ben. Die Berechnung des jeweiligen Spearman-Rangkorrelationskoeffizienten erfolgte unter Zuhilfenahme eines Tischrechners (Hewlett Packard 97).

Ergebnisse

Weder die Körperlage bzw. der Lagewechsel noch die Infusion von Angiotensin-II-amid hatten einen signifikanten Einfluß auf die Prolaktinkonzentration im Serum (PRL). Die mittlere PRL blieb während der Testdauer annähernd konstant (Abb. 11).

Die PRL war bei den 17 Probandinnen mit einem positiven ABT (APD $< 10\,\mathrm{ng \cdot kg^{-1} \cdot min^{-1}}$) im Mittel etwas niedriger als bei den restlichen 88 Frauen ($\bar{x} \pm SD$; 100 ± 45 ng/ml versus 111 ± 54 ng/ml). Dieser Unterschied ist jedoch statistisch nicht signifikant.

Die PRL ($\bar{x} \pm SD$) betrug 113 ± 50 ng/ml in der Gruppe der 41 Probandinnen mit einem positiven Lagerungstest ($\Delta p_d \geqslant 20$ mmHg) und 95 ± 44 ng/ml in der Gruppe der Schwangeren mit einem negativen Lagerungstest (n = 64). Auch dieser Unterschied ist statistisch nicht signifikant.

50 Probandinnen hatten eine Harnsäurekonzentration im Serum von 3,6 mg/dl oder weniger; die PRL betrug bei ihnen 103 ± 47 ng/ml ($\bar{x} \pm SD$). In der Gruppe der 36 Frauen mit einer Harnsäurekonzentration oberhalb von 3,6 mg/dl lag die PRL bei 97 ± 42 ng/ml ($\bar{x} \pm SD$). Dieser Unterschied ist statistisch nicht signifikant.

Die Ergebnisse der Korrelationsanalyse zwischen der PRL nach 30 min LSL (PRL_1) und den Variablen der Blutdruckuntersuchungen sind in Tabelle 14 dargestellt. Es bestand im Gesamtkollektiv keine signifikante Korrelation zwischen der PRL_1 und der APD. In der Gruppe der Frauen mit einem auffälligem ABT findet

Tabelle 14. Ergebnisse der Korrelationsanalyse (*r* Koeffizient) zwischen der Prolaktinkonzentration im Serum nach 30 min Linksseitenlage (PRL_1) und den Variablen der Blutdruckuntersuchungen sowie der Harnsäurekonzentration im Serum. (Abkürzungen s. Text; Δp_d Anstieg des diastolischen Blutdrucks nach 5 min Rückenlage beim Lagerungstest; * $p < 0,05$; ** $p < 0,01$)

n	Variablen der Korrelationsanalyse	r
105	APD	0,04
17	APD $< 10\,\mathrm{ng \cdot kg^{-1} \cdot min^{-1}}$	−0,44*
88	APD $\geqslant 10\,\mathrm{ng \cdot kg^{-1} \cdot min^{-1}}$	0,03
105	Systolischer Blutdruck nach 30 min LSL	0,03
105	Diastolischer Blutdruck nach 30 min RL	0,1
105	Blutdruckamplitude nach 30 min LSL	0,02
105	Systolischer Blutdruck nach 5 min RL	0,07
105	Diastolischer Blutdruck nach 5 min RL	0,04
105	Blutdruckamplitude nach 5 min RL	0,04
66	Systolischer Blutdruck nach 30 min RL	0,02
66	Diastolischer Blutdruck nach 30 min RL	0,04
66	Blutdruckamplitude nach 30 min RL	−0,02
105	Δp_d	0,2
17	Δp_d bei Probandinnen mit einer APD $< 10\,\mathrm{ng \cdot kg^{-1} \cdot min^{-1}}$	0,57**
88	Δp_d bei Probandinnen mit einer APD $\geqslant 10\,\mathrm{ng \cdot kg^{-1} \cdot min^{-1}}$	0,32
41	Δp_d bei Probandinnen mit einem positiven Lagerungstest	0,2
66	Δp_d nach 30 min RL	0,1
86	Harnsäurekonzentration im Serum	0,16

sich jedoch eine signifikante negative Korrelation zwischen der APD und PRL_1 ($r = -0{,}44$; $p < 0{,}05$).

Zwischen der PRL_1 und dem systolischen bzw. diastolischen Blutdruck nach 30 min LSL sowie nach 5 und 30 min RL konnte keine signifikante Korrelation nachgewiesen werden. Ferner bestand auch keine signifikante Beziehung zwischen der Blutdruckamplitude nach 30 min LSL sowie nach 5 und 30 min RL einerseits und der PRL_1 andererseits.

Es bestand im Gesamtkollektiv keine signifikante Korrelation zwischen der PRL_1 und dem Anstieg des diastolischen Blutdrucks nach 5 min RL (Δp_d; Lagerungstest). Andererseits ließ sich eine statistisch signifikante Korrelation zwischen PRL_1 und Δp_d in der Gruppe von 17 Probandinnen mit einem positiven ABT nachweisen ($r = 0{,}57$; $p < 0{,}01$). Signifikante Korrelationen konnten nicht nachgewiesen werden 1) zwischen PRL_1 und Δp_d in der Gruppe der Frauen mit einem positiven Lagerungstest, 2) zwischen PRL_1 und Δp_d nach 30 min RL, sowie 3) zwischen PRL_1 und der Harnsäurekonzentration im Serum.

Diskussion

Im Jahre 1975 postulierte Horrobin [117], daß entweder erhöhte Konzentrationen von Prolaktin oder eine gesteigerte Empfindlichkeit gegenüber normalen Konzentrationen dieses Hormons bei der Entstehung der Gestose eine wichtige Rolle spielen könnten. Die bisherigen Ergebnisse sind diesbezüglich widersprüchlich. Während Redman et al. [215] sowie Jenkins u. Perry [128] im Mittel erhöhte Plasmakonzentrationen beschrieben haben, fanden Dubowitz et al. [296] sowie Biswas u. Rodeck [24] bei hypertensiven Schwangerschaftskomplikationen keine signifikanten Unterschiede in den Prolaktinkonzentrationen. Ho Yuen et al. [121] stellten bei Gestose im Mittel sogar niedrigere Konzentrationen als bei gesunden Schwangeren fest.

Im Tierversuch sind die Einflüsse von Prolaktin auf den Kreislauf noch nicht eindeutig geklärt. Im Jahre 1973 berichteten Horrobin et al. [118], daß die intravenöse Injektion von Rinderprolaktin bei dezerebrierten Kaninchen eine Blutdruckerhöhung zur Folge hatte. Im Gegensatz zu dieser Untersuchung berichteten Bryant et al. [36] bei normotonen Ratten über einen signifikanten Abfall des Blutdrucks nach intramuskulärer Applikation von täglich 250 bzw. 2500 ng Prolaktin über 21 Tage. In der mit einer Kochsalzlösung vorbehandelten Kontrollgruppe blieb der Blutdruck unverändert. Eine wichtige Beobachtung war, daß bei den Ratten, welche die höhere Dosis von Prolaktin erhielten, zwar die Blutdrucksenkung nicht ausgeprägter als bei den Ratten war, die mit nur 250 ng Prolaktin behandelt worden waren, daß aber die Angiotensinempfindlichkeit bei diesen Tieren deutlich abgeschwächt war. Ferner wurde durch In-vitro-Untersuchungen gezeigt, daß Prolaktin in der Lage war, die pressorische Wirkung von Angiotensin II und Noradrenalin auf Gefäßpräparationen bei Konzentrationen von 50 ng/ml zu potenzieren und bei Konzentrationen von 500 ng/ml zu supprimieren [168]. Diese Ergebnisse ließen vermuten, daß Prolaktin bei der Modulation der Gefäßansprechbarkeit gegenüber vasopressorischen Substanzen eine Rolle spielt.

Die vorliegenden eigenen Ergebnisse zeigten keinen direkten Zusammenhang zwischen der Prolaktinkonzentration im Serum und dem Verhalten des Blutdrucks zwischen der 28. und 32. SSW. Lediglich in der Gruppe der Schwangeren mit einem auffälligen ABT bestand eine signifikante negative Korrelation zwischen der Prolaktinkonzentration im Serum nach 30 min LSL und der APD sowie eine signifikante positive Korrelation zwischen Prolaktin und dem diastolischen Blutdruckanstieg beim Lagerungstest (Δp_d). Wie die Korrelationskoeffizienten (−0,44 bzw. +0,57) widerspiegeln, sind diese Beziehungen jedoch relativ schwach.

Aufgrund dieser Ergebnisse kann spekuliert werden, daß ein übergeordneter Mechanismus, der gleichzeitig einen Einfluß auf die Gefäßansprechbarkeit und die Prolaktinsekretion ausübt, in der Pathogenese der hypertensiven Schwangerschaftskomplikationen beteiligt ist. Dieser Mechanismus könnte z. B. eine abgeschwächte dopaminerge Aktivität des Zentralnervensystems sein. Wie bereits unter 4.2.3 gezeigt werden konnte, ist L-Dopa nicht nur in der Lage, die Prolaktinsekretion zu supprimieren, sondern kann die Gefäßansprechbarkeit gegenüber A II abschwächen. Kürzlich stellten Lehtovirta et al. [155] bei 20 Frauen mit einer Hypertonie unter hormonalen Kontrazeptiva eine im Mittel signifikant höhere Prolaktinkonzentration im Serum als bei normotonen Frauen fest, die ebenfalls Ovulationshemmer einnahmen. Als Ursache der erhöhten Prolaktinsekretion vermuteten die Autoren eine Alteration der dopaminergen Transmission. Ferner behandelten Stumpe et al. [253] Männer mit essentieller Hypertonie und leichter Hyperprolaktinämie erfolgreich mit dem synthetischen Dopaminagonisten Bromocriptin. Sie spekulierten, daß Bromocriptin seine Wirkung über eine Erhöhung der dopaminergen Aktivität ausübt und dadurch eine evtl. gestörte dopaminerge Kontrolle bei hypertensiven Patienten normalisiert.

Zusammenfassend kann gesagt werden, daß die Ursache der erhöhten Blutdruckreaktion bei Schwangeren mit später auftretenden hypertensiven Komplikationen bzw. mit manifester Gestose nicht eine erhöhte Prolaktinsekretion ist, sondern daß möglicherweise eine herabgesetzte dopaminerge Aktivität im Zentralnervensystem für den Verlust der in der normalen Schwangerschaft vorhandenen Abschwächung der Blutdruckreaktion gegenüber A II verantwortlich gemacht werden kann.

4.2.7 Mögliche Beziehungen zur Aktivität des Renin-Angiotensin-Aldosteron-Systems und zu den ovariellen Steroiden

Versuchspersonen

Als Versuchspersonen dienten 30 gesunde Erstgebärende im Alter zwischen 18 und 41 Jahren, bei denen die Angiotensinempfindlichkeit zwischen der 28. und 32. SSW bestimmt wurde. Nach Erreichen des Ruheblutdrucks in Linksseitenlage wurde Blut aus einer Antekubitalvene entnommen und nach dem unter 3.1 beschriebenen Modus behandelt. Die Bestimmung der Plasmareninaktivität (PRA) und der Konzentrationen von Aldosteron (PA), Östradiol, Östriol und Progesteron im Plasma erfolgte radioimmunologisch (wie unter 3.2.3 ausführlich besprochen). Die Bestimmung der Natriumkonzentration im 24-h-Urin, der einen Tag vor dem durchgeführten ABT gesammelt worden war, erfolgte flammenphotometrisch. Unter Zuhilfenahme eines Tischrechners (Hewlett Packard 97) wurden die jeweiligen Spearman-Rangkorrelationskoeffizienten berechnet.

Tabelle 15. Fehlende Korrelation zwischen der APD und den hormonalen Parametern im Plasma zwischen der 28. und 32. SSW, festgestellt bei 30 gesunden Erstgebärenden

	PRA [$ng \cdot ml^{-1} \cdot h^{-1}$]	Aldosteron [pg/ml]	Progesteron [ng/ml]	Östriol [ng/ml]	Östradiol [ng/ml]
$\bar{x}$	8,0	163	123	5,4	9,5
±SD	3,3	111	41	1,8	4,0
r	0,01	0,06	0,25	0,09	0,14

Tabelle 16. Korrelationskoeffizienten zwischen den untersuchten Parametern (* $p < 0,05$).

Korrelierte Parameter		r
APD	– Progesteron im Plasma	0,25
APD	– Natriumausscheidung in 24 h	0,25
Progestron im Plasma	– Natriumausscheidung in 24 h	0,26
APD	– PRA	0,01
APD	– PA	0,06
PRA	– PA	0,46*

Ergebnisse

Die arithmetischen Mittelwerte ($\bar{x} \pm SD$) aller Meßwerte und ihre Beziehung zur APD sind in Tabelle 15 aufgeführt. Zwischen den beiden hier untersuchten Parametern des Renin-Angiotensin-Aldosteron-Systems, nämlich der PRA und der PA, sowie der Produktion von Östradiol und Östriol einerseits und der APD andererseits fand sich keine Korrelation. Die Korrelationskoeffizienten von 0,25 zwischen der APD einerseits und der Progesteronkonzentration im Plasma sowie der Natriumausscheidung im 24-h-Urin andererseits deuten nur auf eine schwache Beziehung zwischen diesen Parametern hin (Tabelle 16). Die einzige statistisch signifikante Korrelation wurde zwischen der PRA und der PA nachgewiesen ($r = 0,46$; $p < 0,05$).

Diskussion

Aus den vorliegenden Ergebnissen kann geschlossen werden, daß die pressorische Wirkung von Angiotensin II in der Schwangerschaft teilweise durch andere Parameter als außerhalb der Schwangerschaft beeinflußt wird. Im Gegensatz zu Untersuchungen von Weidman et al. [289] sowie von Chinn u. Düsterdieck [52] bei Nichtschwangeren besteht in der normalen Schwangerschaft zu Beginn des 3. Trimenons keine positive Korrelation zwischen der Aktivität des RAAS einerseits und der APD andererseits. Diese Feststellung unterstreicht die theoretischen Überlegungen zur Veränderung der Angiotensinempfindlichkeit in der Schwangerschaft und die bisherigen Ergebnisse verschiedener Arbeitsgruppen und eigener Untersuchungen (vgl. 2.4 und 4.2). So konnte gezeigt werden, daß die Veränderung der Gefäßansprechbarkeit die wichtigste Determinante der Angiotensinempfindlichkeit in der Schwangerschaft darstellt und daß diese vorwiegend durch die Natriumkonzentration an der Gefäßwand sowie durch andere Faktoren wie die sympathische Aktivität und Prostaglandine moduliert wird.

Kaplan u. Silah [132] hatten erstmals eine erniedrigte Angiotensinempfindlichkeit nach Einschränkung der Kochsalzzufuhr oder nach saluretischer Therapie beschrieben. Hollenberg et al. [115] konnten eine enge Beziehung zwischen der Natriumkonzentration im Urin und der Blutdruckreaktion gegenüber A II nachweisen. Für direkte Beziehungen der Angiotensinempfindlichkeit zur Natriumausscheidung oder zur Aldosteronkonzentration im Plasma ergaben sich aus den eigenen Untersuchungen keine Anhaltspunkte. Dies schließt jedoch den bereits diskutierten Einfluß der lokalen Natriumkonzentration in der Gefäßwand nicht aus.

Von Progesteron ist bekannt, daß es in vitro tonusmindernd auf extrauterine glatte Muskulatur wirkt [146]. Obgleich Progesteron bei nichtschwangeren Frauen keine Änderung der Pressorwirkung von Angiotensin II hervorruft [49], war trotzdem nicht ausgeschlossen, daß das in der Schwangerschaft in enormer Menge produzierte Progesteron direkt oder indirekt die Gefäßansprechbarkeit verändert. Es zeigte sich bei der vorliegenden Untersuchung jedoch, daß zwischen der Plasmakonzentration von Progesteron und der APD keine signifikante Korrelation bestand ($r=0{,}25$). Erwähnenswert ist an dieser Stelle, daß Everett et al. [77] durch Infusion von 5α-Dihydroprogesteron, nicht aber von Progesteron selbst, eine Verminderung der Angiotensinansprechbarkeit bei Patientinnen mit schwangerschaftsbedingter Hypertonie erreichen konnten. Ob es sich dabei um eine direkte Wirkung auf die Angiotensinrezeptoren in der Gefäßwand oder um einen indirekten Effekt, z. B. über die lokale Natriumkonzentration oder über eine Veränderung der Prostaglandinwirkung, handelt, ist bis jetzt völlig unklar. Östrogene scheinen weder in noch außerhalb der Schwangerschaft die vasopressorische Wirkung von Angiotensin zu beeinflussen.

Eine Korrelation zwischen der PRA und der PA ist außerhalb der Schwangerschaft bekannt und konnte auch in der vorliegenden Untersuchung gefunden werden. Dies steht jedoch im Gegensatz zu den ebenfalls bei Schwangeren gewonnenen Ergebnissen von Katz et al. [137] und Ledoux et al. [153]. Diese Diskrepanz ist wahrscheinlich auf unterschiedliche experimentelle Bedingungen zurückzuführen. Ferner hatten diese Autoren die Bestimmungen entweder im 2. Trimenon [153] oder bei der Geburt durchgeführt [137].

Zusammenfassend ergeben sich somit aus diesen Untersuchungen keine sicheren Zusammenhänge zwischen den untersuchten hormonalen Parametern und der Angiotensinansprechbarkeit in der Schwangerschaft. Darüber hinaus hat sich gezeigt, daß eine einmalige Bestimmung der Reninaktivität und/oder der PA zwischen der 28. und 32. SSW bei der Früherkennung der Gestose keine Alternative zur Durchführung eines ABT darstellt.

5 Allgemeine Diskussion und Schlußfolgerungen

5.1 Zu den Früherkennungsmethoden

Die hypertensiven Komplikationen in der Schwangerschaft, insbesondere die schweren Formen der Gestose, stellen in Anbetracht der erhöhten Müttersterblichkeit immer noch eine ernste Komplikation der Schwangerschaft dar. Eine kausale Therapie der Gestose existiert bis heute nicht, wenn man von der Entbindung als einzige, letztlich „kausale" Therapie absieht. Die klinische Erfahrung hat gezeigt, daß die Häufigkeit der schweren Formen der Gestose nur dann gesenkt werden kann, wenn Schwangere mit erhöhtem Erkrankungsrisiko frühzeitig erfaßt werden, bevor die typische klinische Symptomatik auftritt. Da die hypertensiven Komplikationen nicht nur die Höhe der Müttersterblichkeit, sondern neben der Frühgeburtlichkeit v. a. die Höhe der perinatalen Mortalität bestimmen, ist die Früherkennung der hypertensiven Komplikationen in der Schwangerschaft somit von besonderer Bedeutung für die moderne Geburtsmedizin. In der vorliegenden Arbeit werden 4 neue, zu diesem Zweck eingesetzte Methoden beschrieben und anhand der eigenen Untersuchungsergebnisse diskutiert.

Unter den 4 verschiedenen Verfahren zur Früherkennung hypertensiver Schwangerschaftskomplikationen stellt die Berechnung des mittleren arteriellen Blutdrucks im zweiten Schwangerschaftsdrittel (MAD-II-Wert) eine praktikable Methode dar, die auch in der Praxis des niedergelassenen Geburtshelfers ohne Aufwand durchführbar ist. Der mittlere arterielle Blutdruck kann aus den Eintragungen im Mütterpaß innerhalb 1 min mit Hilfe eines einfachen Rechenvorgangs [39] erhalten oder von einem Nomogramm abgelesen werden [196].

Wenn ein MAD-II-Wert von 90 mmHg als Grenzwert zugrunde gelegt wurde, so konnten 93% der Schwangeren mit einer später auftretenden hypertensiven Komplikation (d. h. 27 von 29) bereits vor dem 3. Trimenon als Risikogruppe erfaßt werden. Es stellte sich jedoch als ein gewisser Nachteil dieser Methode heraus, daß 42% aller untersuchten Schwangeren einen MAD-II-Wert von 90 mmHg oder höher hatten und nur ca. ein Drittel dieser Frauen (32%) auch später eine hypertensive Komplikation bekam. Diese hohe Rate an falsch-positiven Resultaten würde bedeuten, daß bei alleinigem Einsatz dieses Verfahrens auch ein hoher Prozentsatz der untersuchten Schwangeren aufgrund eines positiven MAD-II-Werts im weiteren Verlauf der Schwangerschaft bezüglich der Frühzeichen einer Gestose intensiv überwacht werden muß.

Da die für die Berechnung des MAD-II-Werts erforderlichen Blutdruckmessungen unter nichtstandardisierten Bedingungen erfolgten (sitzend, in Rücken- oder in

Linksseitenlage; verschiedene Untersucher; evtl. Fehler bei der Blutdruckmessung), erscheint es möglich, daß die Rate der falsch-positiven Resultate evtl. durch solche methodischen Fehler beeinflußt wird. In weiteren Untersuchungen muß geklärt werden, ob durch einen neu festzulegenden Grenzwert und durch eine Standardisierung der ambulanten Blutdruckmessung die Rate der falsch-positiven Resultate gesenkt werden kann.

Schwangere haben in Seitenlage einen durchschnittlich niedrigeren Blutdruck als in Rückenlage. Der Anstieg des diastolischen Blutdrucks in Rückenlage nach vorausgegangener Ruhe in Linksseitenlage (Δp_d) ist bei Frauen mit einer späteren hypertensiven Komplikation über den hydrostatischen Druckeffekt hinaus höher als bei Frauen mit einer ungestörten Schwangerschaft.

Wenn ein Δp_d-Wert von 20 mmHg als Grenzwert angenommen wurde, konnte auch in der eigenen Untersuchung der „Lagerungstest" zur Früherkennung der hypertensiven Komplikationen herangezogen werden. So hatten 17 der insgesamt 27 Schwangeren mit einer späteren hypertensiven Komplikation (63%) einen positiven Lagerungstest. Die Rate an falsch-positiven Testergebnissen war jedoch mit 70% auch bei dieser Methode sehr hoch und übertraf die entsprechenden Erfahrungen in der Literatur, die sich im Mittel auf 58% belaufen (vgl. Tabelle 4). Hiergegen war die Rate an falsch-negativen Testergebnissen mit 8% deutlich niedriger als in der bisherigen Literatur (im Mittel 14%).

Obwohl die Gründe für die unterschiedliche Blutdruckreaktion in Rückenlage bei Schwangeren mit einer später auftretenden hypertensiven Komplikation z. Z. nicht ausreichend erklärt werden können, stellt der Lagerungstest eine weitere einfache Früherkennungsmethode als ergänzende Untersuchung im Rahmen der Schwangerenvorsorge bei Erstgebärenden dar. Eine Vereinfachung dieses Tests, wie sie unter 4.1.1 beschrieben wurde, ermöglicht seine routinemäßige ambulante Durchführung.

Bei Patientinnen mit einer Gestose liegt eine erhöhte Ansprechbarkeit der Arteriolen und damit des Blutdrucks gegenüber vasopressorischen Substanzen wie Angiotensin II vor [262]. Diese erhöhte Angiotensinempfindlichkeit kann bei Schwangeren mit einer später auftretenden hypertensiven Komplikation in der Regel bereits im 2. Schwangerschaftsdrittel oder zu Beginn des 3. Trimenons nachgewiesen werden [93].

So trat bei 50% der hier mit einem Angiotensinbelastungstest (ABT) untersuchten Erstgebärenden, bei denen geringere Infusionsraten als 10 ng A-II-amid $\cdot$ $kg^{-1} \cdot min^{-1}$ erforderlich waren, um den diastolischen Ruheblutdruck um 20 mmHg zu erhöhen, im weiteren Verlauf der Schwangerschaft eine hypertensive Komplikation auf. Diese Gruppe der Frauen mit einem positiven Testergebnis umfaßte 78% aller später an einer Gestose erkrankten Schwangeren (31 von 40). Lediglich 9 von 174 Frauen (5%) mit einer APD $\geqslant 10\,ng \cdot kg^{-1} \cdot min^{-1}$ hatten ein falsch-negatives Testergebnis.

Hiermit stellt der ABT eine aussagekräftige Methode zur Früherkennung der schwangerschaftsbedingten Hypertonie und der Gestose dar. Der Nachteil ist jedoch ein relativ hoher personeller und zeitlicher Aufwand, da eine kontinuierliche Kreislaufüberwachung erforderlich ist, und dieser Test in der konventionellen Form pro Schwangere immerhin ca. 1½ h Untersuchungszeit in Anspruch nimmt. Auf den 1982 beschriebenen Kurztest wurde bereits unter 4.1.2 eingegangen. Ferner konnte in den eigenen Untersuchungen gezeigt werden, daß bei Schwangeren mit einem positiven Lagerungstestergebnis und gleichzeitig auffälligem ABT zwischen dem diastolischen Blutdruckanstieg nach 5 min Rückenlage (Δp_d-Wert) und der Angiotensinpressordosis (APD) eine signifikante negative Korrelation besteht. Durch die Kombination eines ABT mit dem Lagerungstest kann die Aussagekraft des Lagerungstests erhöht und gleichzeitig der Kreis der Schwangeren, der wegen eines positiven Lagerungstestergebnisses im weiteren Verlauf der Schwangerschaft intensiv überwacht werden soll, eingeengt werden.

Die Harnsäurekonzentration im Serum wird bei den hypertensiven Schwangerschaftskomplikationen häufig erhöht gefunden. Es gibt Hinweise, daß der Anstieg der Harnsäurekonzentration im Serum bei Gestose, bedingt durch eine gesteigerte tubuläre Reabsorption [50], oft schon mehrere Wochen vor Eintritt der typischen klinischen Symptome nachgewiesen werden kann [216, 217, 220, 223, 224]. In der vorliegenden Untersuchung wurde als Grenzwert eine Harnsäurekonzentration von 3,6 mg/dl Serum zwischen der 28. und 32. SSW zugrundegelegt, wie sie auch von anderen Autoren empfohlen wurde [216, 224]. Frauen mit später auftretender Gestose zeigten zu Beginn des letzten Trimenons eine im Mittel statistisch signifikant höhere Harnsäurekonzentration im Serum als Schwangere ohne Gestose. Eine hypertensive Komplikation trat bei Frauen mit einer über diesen Grenzwert hinaus erhöhten Harnsäurekonzentration („positives" Testergebnis) häufiger als bei den übrigen Schwangeren auf. Lediglich 9% der Frauen mit einem negativen Testergebnis zeigten später eine hypertensive Komplikation. Es stellte sich jedoch auch bei dieser Methode heraus, daß die Rate an falsch-positiven Resultaten mit 74% sehr hoch war.

Es wurde bei allen 4 Methoden die Feststellung gemacht, daß sie alle eine niedrige Rate an falsch-negativen Testergebnissen haben, die 2–9% beträgt. Ferner wurde bei allen Frauen mit einem falsch-negativen Testergebnis im weiteren Verlauf der Schwangerschaft eine leichte Form der Gestose oder der schwangerschaftsbedingten Hypertonie ohne Proteinurie beobachtet. Diese Feststellung erscheint insofern von großer Bedeutung, da die klinische Erfahrung gezeigt hat, daß die leichten Formen der hypertensiven Schwangerschaftskomplikationen ein relativ geringes Risiko für Mutter und Fet bedeuten.

Obwohl die Empfindlichkeit des ABT als Früherkennungsmethode im Vergleich zu der des MAD-II-Werts etwas geringer ist (78 versus 93%), zeigt der ABT die größte Spezifität (84%) und eine sehr hohe Aussagekraft eines negativen Testergebnisses (95%).

Ein Nachteil der 4 diskutierten Früherkennungsmethoden ist die unterschiedlich hohe Rate an falsch-positiven Ergebnissen. Bis auf den ABT, der eine relativ niedrige Rate aufweist (50%), haben die anderen 3 Testmethoden ähnlich hohe falsch-positive Ergebnisse (68–74%). Dies bedeutet, daß jeweils eine große Anzahl von Frauen wegen eines positiven Testergebnisses im weiteren Verlauf der Schwangerschaft bezüglich der zu erwartenden Symptome einer hypertensiven Komplikation intensiver überwacht werden müßte. Der Anteil der Schwangeren, die einer solchen Überwachung zugeführt werden müssen, betrug je nach Früherkennungsmethode 27–47%.

Eine weitere Senkung der Rate an falsch-positiven Testergebnissen und folglich der Zahl derjenigen Schwangeren, die einer kurzfristigen Überwachung zugeführt werden müssen, und eine gleichzeitige Eingrenzung des Kreises der hypertoniegefährdeten Schwangeren ist durch eine simultane Anwendung der praktikablen Früherkennungstests möglich. Eine höhere Effektivität der Methoden zur Früherkennung läßt sich dann erreichen, wenn bei allen Schwangeren mit einem MAD-II-Wert von 90 mmHg und höher ein Lagerungstest durchgeführt und gleichzeitig die Harnsäurekonzentration im Serum bestimmt wird (Abb. 12). Als Vorteil des kombinierten Verfahrens gegenüber der alleinigen Berechnung des MAD-II-Werts kann die Reduktion der intensiv zu überwachenden Schwangeren angeführt werden. In der vorliegenden Untersuchung war es möglich, durch diese Kombination den Kreis der hypertoniegefährdeten Schwangeren von 66 auf 47 (entsprechend von 47 auf 34%) einzuengen. Obwohl durch die simultane Anwendung von MAD-II-Wert, Lagerungstest und der einmaligen Harnsäurebestimmung im Serum 5 Schwangere mit einer späteren hypertensiven Komplikation nicht früh erkannt worden wären, muß betont werden, daß diese 5 Patientinnen alle eine leichte schwangerschaftsbedingte Hypertonie ohne Proteinurie hatten.

Bei Schwangeren mit auffälligen Früherkennungstests und damit erhöhtem Risiko einer hypertensiven Komplikation in der Schwangerschaft ist dann eine

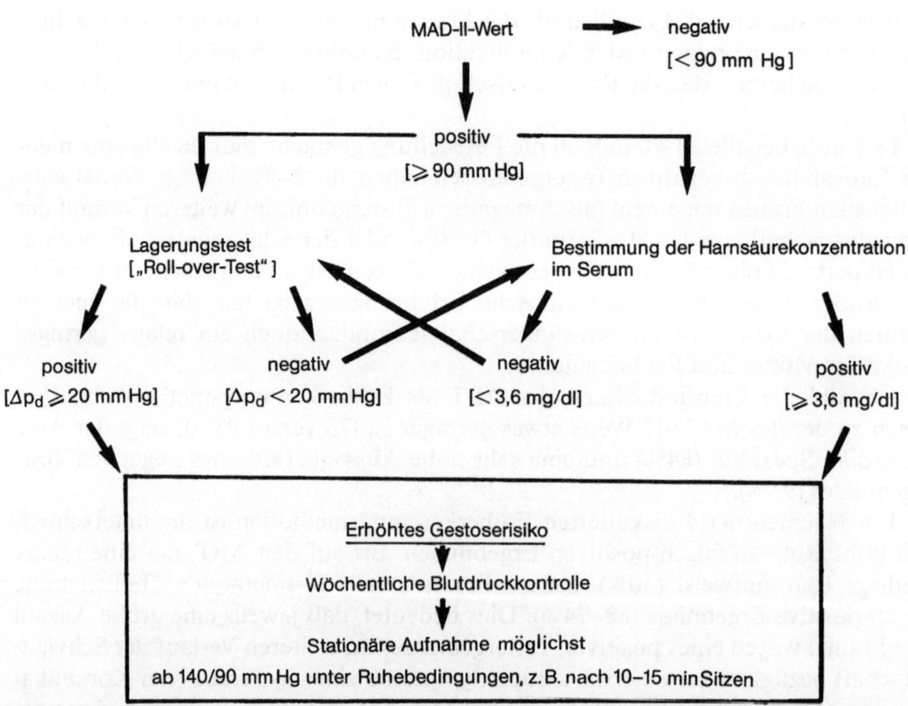

Abb. 12. Kombination der 3 einfachen Methoden zur Früherkennung von hypertensiven Komplikationen in der Schwangerschaft. Bei allen Erstgebärenden mit einem MAD-II-Wert von 90 mm Hg oder mehr werden ein Lagerungstest und/oder eine Bestimmung der Harnsäurekonzentration im Serum durchgeführt

wöchentliche Kontrolle des Blutdrucks, der Eiweißausscheidung im Urin mittels eines Streifentests sowie evtl. auch eine Verlaufskontrolle der Harnsäurekonzentration im Serum zu empfehlen.

5.2 Zur Beeinflussung der Angiotensinempfindlichkeit

Während der normalen Schwangerschaft steigt der arterielle Blutdruck nach Infusion von Angiotensin-II-amid (A II) wesentlich geringer an als außerhalb der Schwangerschaft [1]. Patientinnen mit Gestose zeigen jedoch eine gegenüber gesunden Schwangeren deutlich erhöhte Reaktion des diastolischen Blutdrucks gegenüber A II [44, 51, 262]. Die genaue Ursache der Abnahme der Angiotensinempfindlichkeit in der normalen Schwangerschaft ist unbekannt. Außerhalb der Schwangerschaft wurde belegt, daß die Blutdruckwirkung von infundiertem A II umgekehrt proportional zur Höhe der Konzentration von endogenem A II ist [132] und eine positive Korrelation zwischen der Plasmareninaktivität oder der Konzentration von A II einerseits und der APD andererseits besteht [52, 289]. Obwohl die Schwangerschaft mit einer deutlichen Stimulation des Renin-Angiotensin-Aldosteron-Systems (RAAS) einhergeht, und folglich erhöhte Plasmakonzentrationen von A II gefunden werden (vgl. 2.3.1), konnte in eigenen Untersuchungen bei gesunden Erstgebärenden zwischen der 28. und 32. SSW keine signifikante Beziehung zwischen der APD und der Aktivität der Renin-Aldosteron-Achse nachgewiesen werden (vgl. 4.2.7).

Ferner konnte gezeigt werden, daß weder eine akute Volumenexpansion [55, 95] noch eine gesteigerte Diurese mit Furosemid in den eigenen Untersuchungen (vgl. 4.2.2), die mit einer Suppression bzw. Stimulation des RAAS einhergehen, auch signifikante Veränderungen der Gefäßansprechbarkeit zur Folge hatten. Auf der anderen Seite erfolgte nach Gabe von Bumetanid neben einer vergleichbaren Stimulation der Reninfreisetzung eine eindeutige Abnahme der Angiotensinempfindlichkeit. Diese Ergebnisse lassen somit den Schluß zu, daß die Gefäßansprechbarkeit in der Schwangerschaft im Gegensatz zu Nichtschwangeren nicht unmittelbar durch Veränderungen im RAAS moduliert wird. Als eine Möglichkeit, die Abnahme der Gefäßansprechbarkeit zu erklären, wird gegenwärtig eine relative Unempfindlichkeit der Arteriolenwand gegenüber A II in der Schwangerschaft diskutiert, die aus einer verminderten Ansprechbarkeit der glatten Muskulatur der Gefäße resultiert. Hierbei kommt dem Natriumion, dessen Einfluß auf die arterielle Reaktivität in zahlreichen In-vitro-Untersuchungen belegt wurde [90, 108, 115], eine besondere Bedeutung zu. Hierbei scheint der Natriumgehalt der Gefäßwand direkten Einfluß auf die Empfindlichkeit eines spezifischen A-II-Rezeptors zu haben [35]. Dementsprechend konnte in früheren Untersuchungen, die unter 2.4 und 4.2.1 ausführlich besprochen wurden, nach Kurzinfusion einer hypertonen Natriumchloridlösung (200 ml einer 5%igen bzw. 3%igen und 2000 ml einer 0,9%igen NaCl-Lösung) ein Anstieg der Angiotensinempfindlichkeit nachgewiesen werden. Wie an anderer Stelle (s. 2.2) schon diskutiert, kommt es bereits in der normalen Schwangerschaft zu einer Natriumretention. Da jedoch in der Schwangerschaft die Gefäßansprechbarkeit gegenüber A II abnimmt, liegt es nahe, daß die Regulation der Natriumbilanz an der Gefäßwand und die damit zusammenhängende Änderung der Affinität der vaskulären Angiotensinrezeptoren sowie die Empfindlichkeit der glatten Muskulatur der Gefäße auch von anderen Faktoren abhängig sein müssen.

Auf die Bedeutung der vasodilatorisch wirksamen Prostaglandine in der Schwangerschaft wurde unter 2.2 eingegangen. Aufgrund der Tatsache, daß sowohl im Tierversuch [268] als auch bei gesunden Schwangeren im 3. Trimenon [75] die Applikation eines Prostaglandinsynthetasehemmers einen deutlichen Anstieg der Angiotensinempfindlichkeit verursacht, erscheint es möglich, daß die vasodilatorischen Prostaglandine einer hypothetisch möglichen Erhöhung der Gefäßansprechbarkeit durch die gesteigerte Natriumreabsorption in der Schwangerschaft entgegenwirken. Obwohl der genaue Mechanismus dieser Prostaglandinwirkung nicht bekannt ist, ist es naheliegend, daß die Prostaglandine ihre Wirkung an der Gefäßwand z. T. über eine vermehrte Synthese von zyklischem Adenosinmonophosphat (cAMP) entfalten, indem sie die Adenylzyklase stimulieren. Die Ergebnisse der unter 4.2.5 beschriebenen Untersuchung bestätigen indirekt diese Überlegung; die Anreicherung des cAMP durch Hemmung der Phosphodiesterase mit Theophyllin führte bei Schwangeren mit einer erhöhten Angiotensinempfindlichkeit zu einer signifikanten Abnahme der Gefäßansprechbarkeit.

Neben diesen peripheren Mechanismen muß auch eine zentrale Regulation der Gefäßansprechbarkeit in der Schwangerschaft diskutiert werden. Die mögliche Bedeutung einer erhöhten Sympathikusaktivität bei Gestose wurde ebenfalls unter 2.2 ausführlich besprochen. Ferner gibt es Hinweise darauf, daß eine verminderte zentrale dopaminerge Aktivität bzw. eine gestörte dopaminerge Kontrolle eine mögliche Ursache der essentiellen Hypertonie außerhalb der Schwangerschaft ist [155, 253]. In den eigenen Untersuchungen führte die einmalige orale Gabe von 1 g L-Dopa, einem Dopaminagonisten, bei gesunden Schwangeren innerhalb von 1 h zu einem signifikanten Abfall der Angiotensinempfindlichkeit. Andererseits hatte die intravenöse Applikation des Dopaminantagonisten Metoclopramid einen Anstieg der Angiotensinempfindlichkeit zur Folge, so daß auch hierdurch indirekt belegt werden konnte, daß es sich bei dem günstigen Effekt von L-Dopa auf die Angiotensinempfindlichkeit um eine über das sympathische Nervensystem vermittelte dopaminerge Wirkung handelt (vgl. 4.2.4).

Inwieweit die erhöhte Prolaktinsekretion in der Schwangerschaft einen Einfluß auf das Blutdruckverhalten ausübt, bleibt gegenwärtig unklar. Obwohl tierexperimentelle und In-vitro-Untersuchungen auf einen Zusammenhang zwischen der verminderten Ansprechbarkeit der Gefäße gegenüber vasopressorischen Substanzen und hohen Prolaktinkonzentrationen im Plasma hinweisen [36, 168], erscheint wegen der gegenteiligen Berichte [67, 68, 118] ein gewisser Zweifel an der direkten zirkulatorischen Wirkung von Prolaktin berechtigt. Diese Überlegung wird unterstützt durch die bisherigen Untersuchungen, die zum Verhalten der Prolaktinsekretion bei hypertensiven Schwangerschaftskomplikationen angestellt wurden und die kein einheitliches Bild ergaben (vgl. 4.2.6).

Bei den eigenen Untersuchungen konnte nur eine relativ schwache statistisch signifikante negative bzw. positive Korrelation zwischen der Prolaktinkonzentration im Serum einerseits und der Gefäßansprechbarkeit bzw. dem diastolischen Blutdruckanstieg beim Lagerungstest andererseits, und dies nur in der Gruppe von

Schwangeren mit einer erniedrigten APD nachgewiesen werden. Diese Ergebnisse und die Untersuchungen bei Männern mit essentieller Hypertonie und Hyperprolaktinämie [253] lassen vermuten, daß evtl. nicht Prolaktin selbst, sondern eine herabgesetzte dopaminerge Aktivität im Zentralnervensystem für die Erhöhung des Blutdrucks bei Gestose bzw. für den Verlust der in der normalen Schwangerschaft vorhandenen Abschwächung der Angiotensinempfindlichkeit verantwortlich gemacht werden kann (vgl. auch 4.2.3 und 4.2.4).

6 Zusammenfassung

Die klinische Erfahrung zeigt, daß bei einem großen Teil der Patientinnen mit einer schweren Form der Gestose die Schwangerenvorsorge nicht ausreichend war. Von der Überlegung ausgehend, daß eine Senkung der Häufigkeit der schweren Gestoseformen am ehesten dadurch möglich ist, daß diejenigen Schwangeren frühzeitig und mit ausreichender Treffsicherheit erkannt werden, die ein erhöhtes Risiko haben, im weiteren Verlauf der Schwangerschaft an einer Gestose zu erkranken, wurden im ersten Teil der eigenen Untersuchungen 4 neue Methoden zur Früherkennung von hypertensiven Komplikationen in der Schwangerschaft beschrieben und die Ergebnisse diskutiert.

1) Lagerungstest: Nach vorausgegangener Ruhe in Linksseitenlage steigt der diastolische Blutdruck in Rückenlage bei Frauen mit einer späteren hypertensiven Komplikation stärker an als bei gesunden Schwangeren. Obgleich der zugrundeliegende physiologische Mechanismus noch unklar ist, stellt der Lagerungstest eine praktische Methode zur Früherkennung von hypertensiven Schwangerschaftskomplikationen dar. Von 188 zwischen der 28. und 32. SSW untersuchten Erstgebärenden konnten 17 (63%) der insgesamt 27 Frauen mit einer späteren hypertensiven Komplikation als eine Risikogruppe erfaßt werden.

2) Angiotensinbelastungstest (ABT): Die in der normalen Schwangerschaft vorliegende relative Unempfindlichkeit gegenüber exogen zugeführtem Angiotensin II nimmt bei Patientinnen mit einer Gestose bereits ab der 22. SSW kontinuierlich ab. Bei 236 gesunden Erstgebärenden, die zwischen der 28. und 32. SSW mittels eines ABT untersucht wurden, konnten 31 von insgesamt 40 Schwangeren (78%) mit einer später aufgetretenen hypertensiven Komplikation frühzeitig erfaßt werden.

3) Einmalige Bestimmung der Harnsäurekonzentration im Serum: Infolge einer gesteigerten tubulären Reabsorption wird die Harnsäurekonzentration im Serum häufig mehrere Wochen vor Eintritt der ersten klinischen Symptome der Gestose erhöht gefunden. Von 200 Erstgebärenden, bei denen zwischen der 28. und 32. SSW eine Harnsäurebestimmung durchgeführt worden war, konnten 22 von 32 Frauen (69%) mit einer späteren schwangerschaftsbedingten Hypertonie oder Gestose als Risikogruppe identifiziert werden, wenn eine Harnsäurekonzentration von 3,6 mg/dl als Grenzwert zugrundegelegt wurde.

4) Mittlerer arterieller Blutdruck im 2. Trimenon (MAD-II-Wert): In retrospektiven Untersuchungen wurde gezeigt, daß die Schwangeren, die einen MAD-II-Wert von ≥90 mmHg hatten, häufiger hypertensive Komplikationen zeigten. In der Gruppe von 200 Schwangeren, deren Blutdruckmeßwerte aus der 18.–26. SSW vorlagen, wurde der MAD-II-Wert ermittelt. Es zeigte sich, daß 27 von 29 Schwangeren mit einer späteren hypertensiven Komplikation (93%) einen positiven MAD-II-Wert hatten.

Der MAD-II-Wert zeigte hiermit die höchste Empfindlichkeit unter den 4 Methoden zur Früherkennung von hypertensiven Schwangerschaftskomplikationen. Ferner zeichnete sich dieser Test durch eine extrem niedrige Rate an falsch-negativen Ergebnissen aus (2%; bei den 3 übrigen Methoden 5–9%). Als Nachteil dieser Methoden erwies sich die hohe Rate an falsch-positiven Resultaten (50–74%) und die relativ geringe Voraussagekraft („predictive value") von positiven Testergebnissen (26–50%). Dies bedeutet, daß jeweils eine große Anzahl von Frauen wegen eines positiven Testergebnisses im weiteren Verlauf der Schwangerschaft bezüglich der Zeichen einer hypertensiven Komplikation intensiver überwacht werden müßte. Eine höhere Effektivität dieser Früherkennungsmethoden läßt sich dann erreichen, wenn bei allen Erstgebärenden mit einem MAD-II-Wert von 90 mmHg und höher ein Lagerungstest durchgeführt oder stattdessen die Harnsäurekonzentration im Serum bestimmt wird. Wenn dieser Test dann negativ ist, sollte jedoch zur Vermeidung falsch-negativer Ergebnisse auch die andere Methode angewandt werden. Bei einem MAD-II-Wert von 90 mmHg und einem zusätzlichen auffälligen Testergebnis sollte dann eine wöchentliche Kontrolle von Blutdruck und Urin vorgenommen werden.

Der z. Z. am meisten diskutierte Punkt in den pathophysiologischen Überlegungen zur Entstehung der Gestose ist die Zunahme der in der normalen Schwangerschaft herabgesetzten Ansprechbarkeit der Arteriolen und somit des Blutdrucks gegenüber vasopressorischen Substanzen wie Angiotensin II. Im zweiten Teil der eigenen Studie werden die für diese Veränderung der Gefäßansprechbarkeit verantwortlichen Mechanismen untersucht und diskutiert; außerdem werden Ansatzpunkte einer medikamentösen Hemmung der Angiotensinempfindlichkeit und somit einer möglichen Prävention von hypertensiven Komplikationen der Schwangerschaft beschrieben.

1. Die Infusion von 200 ml einer 3%igen bzw. 2000 ml einer physiologischen Kochsalzlösung innerhalb 30 min bzw. innerhalb von 2 h führte zu einer signifikanten Zunahme der Angiotensinempfindlichkeit. Eine ähnliche Veränderung trat auch nach Kurzzeitinfusion von 200 ml 40%iger Sorbitlösung ein; Sorbit hat infolge des Übertritts von Kaliumionen in das Plasma einen relativen Anstieg der intrazellulären Natriumkonzentration zur Folge. Es ist naheliegend, daß durch diese positive Natriumbilanz die Affinität der vaskulären Angiotensin-II-Rezeptoren erhöht wird.
2. Die einmalige intravenöse Applikation von Bumetanid führte im Gegensatz zu Furosemid zu einer deutlichen Abnahme der Angiotensinempfindlichkeit. Ob dabei die Stimulation renaler vasodilatorischer Prostaglandine und/oder eine Umverteilung von Elektrolyten in der Gefäßwand verantwortlich ist, kann bis heute nicht mit Sicherheit gesagt werden.
3. Die einmalige orale Applikation von 1000 mg L-Dopa führte innerhalb 60 min zu einer signifikanten Abnahme der Angiotensinempfindlichkeit. Obwohl die genauen Ursachen dieser Abschwächung der Blutdruckreaktion unklar sind, ist es naheliegend, daß es sich dabei um eine dämpfende Wirkung von L-Dopa auf die Sympathikusaktivität über einen zentralen Mechanismus handelt.

4. Diese Überlegung konnte indirekt bestätigt werden, indem gezeigt wurde, daß die Angiotensinempfindlichkeit unmittelbar nach intravenöser Gabe von 10 mg Metoclopramid, einem zentralen Dopaminantagonisten, signifikant zunahm.
5. Prostaglandine stellen eine wichtige Determinante der Blutdruckreaktion dar. Es gibt Hinweise darauf, daß die Prostaglandine ihre Wirkung über eine Stimulation der Adenylzyklase durch eine vermehrte Synthese von zyklischem AMP entfalten. Die Anreicherung von cAMP durch Blockade der Phosphodiesterase mit Theophyllin bei Schwangeren mit einer erhöhten Angiotensinempfindlichkeit führte zu einer Abnahme der Blutdruckreaktion nach Angiotensininfusion.
6. Obwohl tierexperimentelle und In-vitro-Untersuchungen gezeigt haben, daß die Prolaktinsekretion möglicherweise doch einen Einfluß auf die Blutdruckregulation hat, fand sich zwischen der Prolaktinkonzentration im Serum und dem Verhalten des Blutdrucks bei gesunden Erstgebärenden zwischen der 28. und 32. SSW kein direkter Zusammenhang. Dagegen war bei Frauen mit einer erhöhten Angiotensinempfindlichkeit (APD $< 10\,ng \cdot kg^{-1} \cdot min^{-1}$) eine negative Korrelation zwischen der Prolaktinkonzentration im Serum und der Angiotensinpressordosis (APD) sowie eine positive Korrelation zwischen dem diastolischen Blutdruckanstieg beim Lagerungstest und der APD nachzuweisen.
7. Im Gegensatz zu Untersuchungen bei Nichtschwangeren besteht in der normalen Schwangerschaft zu Beginn des 3. Trimenons keine signifikante Korrelation zwischen der Aktivität des Renin-Angiotensin-Aldosteron-Systems (RAAS) einerseits und der APD andererseits.

Literaturverzeichnis

1. Abdul-Karim R, Assali NS (1961) Pressor response to angiotonin in pregnant and nonpregnant women. Am J Obstet Gynecol 82: 246–251
2. Abe K, Irokawa N, Yasujima M et al. (1978) The kallikreinkinin system and prostaglandins in the kidney. Their relation to furosemide-induced diuresis and to the renin-angiotensin-aldosterone-system in man. Circ Res 43: 254–260
3. Abitbol MM, Gallo GR, Pirani CL, Ober WB (1976) Production of experimental toxemia in the pregnant rabbit. Am J Obstet Gynecol 124: 460–470
4. Abitbol MM, Pirani CL, Ober WB, Driscoll SG, Cohen MW (1976) Production of experimental toxemia in the pregnant dog. Obstet Gynecol 48: 537–548
5. Abitbol MM, Ober WB, Gallo GR, Driscoll SG, Pirani CL (1977) Experimental toxemia of pregnancy in the monkey. A preliminary report on renin aldosterone. Am J Pathol 86: 573–583
6. Ackermann RH (1980) Wasser- und Elektrolythaushalt. In: Friedberg V, Rathgen GH (Hrsg) Physiologie der Schwangerschaft. Thieme, Stuttgart, S. 85–106
7. Adorjani C, Siegenthaler W, Vetter W (1979) Eignen sich automatische Geräte zur Blutdruckmessung? Schweiz Med Wochenschr 109: 1225–1230
8. Alam NA, Clary P, Russell PT (1973) Depressed placental prostaglandin E_1 metabolism in toxemia of pregnancy. Prostaglandins 4: 363–370
9. Andersen GJ (1980) The roll-over test as a screening procedure for gestational hypertension. Aust NZJ Obstet Gynaecol 20: 144–146
10. Anderson RC, Herbert PN, Mulrow PJ (1968) A comparison of properties of renin obtained from the kidney and uterus of the rabbit. Am J Physiol 215: 774–778
11. Andros GJ (1945) Blood pressure in normal pregnancy. Am J Obstet Gynecol 50: 300–306
12. Armbruster H, Schmid J, Vetter W, Beckerhoff R, Siegenthaler W (1975) Renin and aldosterone in hypertensive disease of pregnancy. Res Steroids VI: 475–484
13. Assali NS, Vaughn DL (1977) Blood volume in pre-eclampsia: Fantasy and reality. Am J Obstet Gynecol 129: 355–359
14. Assali NS, Douglass RA, Baird WW, Nicholson DB (1954) Measurement of uterine blood flow and uterine metabolism with the N_2O method in normotensive and toxemic pregnancies. Clin Res Proc 2: 102–103
15. Bader RA, Bader ME, Rose DJ, Braunwald E (1955) Hemodynamics at rest and during exercise in normal pregnancy as studied by cardiac catheterisation. J Clin Invest 34: 1524–1536
16. Ball P, Knuppen R, Haupt M, Breuer H (1972) Interactions between estrogens and catechol amines. III. Studies on the methylation of catechol estrogens, catechol amines and other catechols by the catechol-O-methyl-transferase of human liver. J Clin Endocrinol Metab 34: 736–746
17. Bates GW, Edman CD, Porter JC, MacDonald PC (1978) Catechol-O-methyltransferase activity in erythrocytes of pregnant women. Am J Obstet Gynecol 131: 555–557
18. Bates GW, Whitworth NW, Jackson E (1982) Erythrocyte catechol-O-methyltransferase activity in pregnant women with pregnancy-induced hypertension. Am J Obstet Gynecol 142: 177–178
19. Becker RA, Hayashi RH, Franks RC, Speroff L (1978) Effects of positional change and sodium balance on the renin-angiotensin-aldosterone system, big renin and prostaglandins in normal pregnancy. J Clin Endocrinol Metab 46: 467–472
20. Beller FK, Dame WR, Witting C (1981) Renal disease diagnosed by renal biopsy. Prognostic evaluation. Contrib Nephrol 25: 61–70

21. Berg G, Matzkies F, Heid H (1974) Zur Wirkung hochdosierter Sorbitinfusionen auf den Kohlenhydrat-, Fett- und Harnsäurestoffwechsel, den Säure-Basen-Haushalt und die Elektrolytkonzentrationen im Serum und im Urin bei gesunden Männern. Dtsch Med Wochenschr 99: 2352–2356
22. Berger M, Cavanagh D (1963) Toxemia of pregnancy. The hypertensive effect of acute experimental placental ischemia. Am J Obstet Gynecol 87: 293–305
23. Biamino G, Wessel HJ, Schüren KP, Ramdohr B, Nöring J, Schröder R (1974) Hämodynamische Auswirkungen von Furosemid i. v. als Ausdruck eines direkten venodilatorischen Mechanismus. Z Kardiol [Suppl] 63 I: 51
24. Biswas S, Rodeck CH (1976) Plasma prolactin levels during pregnancy. Br J Obstet Gynaecol 83: 683–687
25. Bonar J, Brown JJ, Davies DL, Langford HG, Lever AF, Robertson JIS (1966) Plasma renin concentration in american negro women with hypertensive disease of pregnancy. Br J Obstet Gynaecol 73: 418–420
26. Boyd AE, Angoff G, Long A, Mager M (1978) L-dopa absorption and the pituitary-hypothalamic axis. J Clin Endocrinol Metab 47: 1341–1347
27. Brandes JM, Abramovici H, Katz M, Diengott D, Spindel A, Kahana L (1978) The effect of postural changes on plasma renin activity during normal and pathologic pregnancies. Obstet Gynecol 52: 530–532
28. Brandes JM, Itskovitz I, Fisher M, Shen-Orr Z, Barzilai D (1981) The acute effect of metoclopramid on plasma prolactin during pregnancy. Acta Obstet Gynecol Scand 60: 243–245
29. Brehm H, Kindling E (1955) Der Kreislauf während Schwangerschaft und Wochenbett. Arch Gynecol 185: 696–712
30. Brown JJ, Davies DL, Doak PB, Lever AF, Robertson JIS (1963) Plasma-renin in normal pregnancy. Lancet II: 900–901
31. Brown JJ, Davies DL, Doak PB, Lever AF, Robertson JIS, Tree M (1964) The presence of renin in human amniotic fluid. Lancet I: 64–66
32. Brown JJ, Davies DL, Doak PB, Lever AF, Robertson JIS (1966) Serial estimation of plasma renin concentration during pregnancy and after parturition. J Endocrinol 35: 373–378
33. Brown JJ, Davies DL, Doak PB, Lever AF, Robertson JIS, Trust P (1966) Plasma renin concentrations in the hypertensive diseases of pregnancy. Br J Obstet Gynaecol 73: 410–417
34. Brown RD, Strott CA, Liddle GW (1972) Plasma deoxycorticosterone in normal and abnormal human pregnancy. J Clin Endocrinol Metab 35: 736–742
35. Brunner HR, Chang P, Wallach R, Sealey JE, Laragh JH (1972) Angiotensin II vascular receptors: Their avidity in relationship to sodium balance, the autonomic nervous system and hypertension. J Clin Invest 51: 58–67
36. Bryant EE, Douglas BH, Ashburn AD (1973) Circulatory changes following prolactin administration. Am J Obstet Gynecol 115: 53–57
37. Büttner J (1977) Die Beurteilung des diagnostischen Wertes klinisch-chemischer Untersuchungen. J Clin Chem Clin Biochem 15: 1–12
38. Bumm H (1920) Über die Wirkung von Blutübertragungen von eklamptischen Frauen auf gesunde Schwangere. Tagungsbericht der Deutschen Gesellschaft für Geburtshilfe und Gynäkologie; Berlin, 9. 1., 23. 1. und 13. 11. 1920. Dtsch Med Wochenschr 46: 417
39. Burton AC (1969) Physiologie und Biophysik des Kreislaufs. Schattauer, Stuttgart
40. Butcher LL, Engel J (1969) Behavioral and biochemical effects of l-dopa after peripheral decarboxylase inhibition. Brain Res 15: 233–242
41. Campbell DM, MacGillivray I (1975) The effect of a low calorie diet or a thiazide diuretic on the incidence of pre-eclampsia and on birth weight. Br J Obstet Gynaecol 82: 572–577
42. Cavanagh D, Rao PS, Tung KSK, Gaston L (1974) Eclamptogenic toxemia: The development of an experimental model in the subhuman primate. Am J Obstet Gynecol 120: 183–196
43. Cavanagh D, Rao PS, Tsai CC, O'Connor TC (1977) Experimental toxemia in the pregnant primate. Am J Obstet Gynecol 128: 75–85
44. Chesley LC (1963) Renal responses of pregnant and nonpregnant women to isopressor doses of angiotensin II. Am J Obstet Gynecol 87: 410–412
45. Chesley LC (1966) Sodium retention and pre-eclampsia. Am J Obstet Gynecol 95: 127–132
46. Chesley LC (1975) Cardiovascular changes in pregnancy. Obstet Gynecol Annu 4: 71–97
47. Chesley LC (1975) The renin-angiotensin system in pregnancy. J Reprod Med 15: 173–180

48. Chesley LC (1978) Hypertensive disorders in pregnancy. Appleton-Century-Crofts, New York
49. Chesley LC, Tepper IH (1967) Effects of progesterone and estrogen on the sensitivity to angiotensin II. J Clin Endocrinol Metab 27: 576–581
50. Chesley LC, Williams LO (1945) Renal glomerular and tubular function in relation to the hyperuricemia of pre-eclampsia and eclampsia. Am J Obstet Gynecol 50: 367–375
51. Chesley LC, Talledo OE, Bohler CS, Zuspan FP (1965) Vascular reactivity to angiotensin II and norepinephrine in pregnant and nonpregnant women. Am J Obstet Gynecol 91: 837–842
52. Chinn RH, Düsterdieck G (1972) The response of blood pressure to infusion of angiotensin II: Relation to plasma concentrations of renin and angiotensin II. Clin Sci 42: 489–504
53. Conradt A, Weidinger H, Bodenstein J (1981) Ein Test zur Früherkennung schwangerschaftsbedingter Hypertonien (Gestose-Selektions-Test = GST). Z Geburtshilfe Perinatol 185: 47–52
54. Constantinidis J, Bartholini G, Tissot R, Pletscher A (1968) Accumulation of dopamine in the parenchyma after decarboxylase inhibition in the capillaries of brain. Experientia 24: 130–131
55. Cunningham FG, Cox K, Gant NF (1975) Further observations on the nature of pressor responsivity to angiotensin II in human pregnancy. Obstet Gynecol 46: 581–583
56. Czaczkes WJ, Ullmann TD, Sadowsky E (1958) Plasma uric acid levels, uric acid excretion, and response to probenecid in toxemia of pregnancy. J Lab Clin Med 51: 224–229
57. Dahl LK, Schackow E (1964) Effects of chronic excess salt ingestion: Experimental hypertension in the rat. Can Med Ass J 90: 155–160
58. Davies AM (1979) Epidemiology of the hypertensive disorders of pregnancy. Bull WHO 57: 373–386
59. Davey DA, MacNab MF (1981) Plasma adrenaline, noradrenaline and dopamine in pregnancy hypertension. Br J Obstet Gynaecol 88: 611–618
60. Davey DA, O'Sullivan WJ, Browne JCM (1961) Total exchangeable sodium in normal pregnancy and in pre-eclampsia. Lancet I: 519–523
61. Demers LM, Gabbe SG (1976) Placental prostaglandin levels in pre-eclampsia. Am J Obstet Gynecol 126: 137–139
62. Dennis EJ, McIver FA, Smythe CM (1968) Renal biopsy in pregnancy. Clin Obstet Gynecol II: 473–486
63. Didolkar SM, Sampson MB, Johnson WL, Petersen LP (1979) Predictability of gestational hypertension. Obstet Gynecol 54: 224–225
64. Dieckmann WJ, Michel HL (1937) Vascular-renal effects of posterior pituitary extracts in pregnant women. Am J Obstet Gynecol 33: 131–137
65. Dieckmann WJ, Pottinger R (1957) Total exchangeable sodium and space in normal and preeclamptic patients determined with sodium^{22}. Preliminary report. Am J Obstet Gynecol 74: 816–830
66. Dikshit K, Vyden JK, Forrester JS, Chatterjee K, Prakash R, Swan JJC (1973) Renal and extrarenal hemodynamic effects of furosemide in congestive heart failure after acute myocardial infarction. N Engl J Med 288: 1087–1090
67. Douglas BH, Ashburn AD, Bryant EE (1976) Effect of prolactin and hypertension on vascular electrolytes and response to angiotensin. IRCS Med Sci 4: 338
68. Douglas BH, Bryant EE, Ashburn AD (1976) Response of Goldblatt hypertensive animals to prolactin. IRCS Med Sci 4: 337–337 A
69. Dubowitz L, Strang F, Hawkins DF, Blair CM, Mashiter K (1975) Toxaemia of pregnancy and plasma prolactin. Br Med J II: 445
70. Dunham EW, Haddox MK, Goldberg ND (1974) Alteration of vein cyclic 3':5' nucleotide concentrations during changes in contractility. Proc Nat Acad Sci USA 71: 815–819
71. Ehrlich EN (1971) Heparinoid-induced inhibition of aldosterone secretion in pregnant women. The role of augmented aldosterone secretion in sodium conservation during normal pregnancy. Am J Obstet Gynecol 109: 963–970
72. Ehrlich EN, Lindheimer MD (1972) Effect of administered mineralocorticosteroids or ACTH in pregnant women. Attenuation of kaliuretic influence of mineralocorticosteroids during pregnancy. J Clin Invest 51: 1301–1309
73. Ehrlich EN, Laves M, Lugibihl K, Landau RL (1962) Progesterone-aldosterone interrelationships in pregnancy. J Lab Clin Med 59: 588–595
74. Euler US von, Franksson C, Hellström J (1954) Adrenaline and noradrenaline output in urine after unilateral and bilateral adrenalectomy in man. Acta Physiol Scand 31: 1–5

75. Everett RB, Worley RJ, MacDonald PC, Gant NF (1978) Effect of prostaglandin synthetase inhibitors on pressor response to angiotensin II in human pregnancy. J Clin Endocrinol Metab 46: 1007–1010
76. Everett RB, Worley RJ, MacDonald PC, Gant NF (1978) Oral administration of theophylline to modify pressor responsiveness to angiotensin II in women with pregnancy-induced hypertension. Am J Obstet Gynecol 132: 359–362
77. Everett RB, Worley RJ, MacDonald PC, Gant NF (1978) Modification of vascular responsiveness to angiotensin II in pregnant women by intravenously infused 5α-dihydroprogesterone. Am J Obstet Gynecol 131: 352–357
78. Fadel HE, Sabour MS, Mahran M, El-Din DS, El-Mahallawi MN (1969) Reversibility of the renal lesion and functional impairment in preeclampsia diagnosed by renal biopsy. Obstet Gynecol 33: 528–534
79. Fadel HE, Northrop G, Misenhimer HR (1976) Hyperuricemia in pre-eclampsia. A reappraisal. Am J Obstet Gynecol 125: 640–647
80. Fallis NE, Langford HG (1963) Relation of second trimester blood pressure to toxemia of pregnancy in the primigravid patient. Am J Obstet Gynecol 87: 123–125
81. Feichtinger W, Fröhlich H (1979) Elektrodiagnostische Untersuchungen während der Schwangerschaft, unter der Geburt, im Wochenbett und bei drohender Frühgeburt. Z Geburtshilfe Perinatol 183: 364–368
82. Fendel H, Jung H, Renoldi A (1977) Ergebnisse mit einer neuen Methode zur Objektivierung der Rheobase-Messung bei normaler Schwangerschaft und bei drohender Fehl- und Frühgeburt. Z Geburtshilfe Perinatol 181: 396–401
83. Ferris TF, Gorden P (1968) Effect of angiotensin and norepinephrine upon urate clearance in man. Am J Med 44: 359–365
84. Ferris TF, Stein JH, Kauffman J (1972) Uterine blood flow and uterine renin secretion. J Clin Invest 51: 2827–2833
85. Ferris TF, Venuto RC, Bay WH (1976) Studies of the uterine circulation in the pregnant rabbit. In: Lindheimer MD, Katz AJ, Zuspan FP (eds) Hypertension in pregnancy. Wiley & Sons, New York, pp 351–361
86. Finlay GD, Whitsett TL, Cucinell EA, Goldberg LI (1971) Augmentation of sodium and potassium excretion, glomerular filtration rate and renal plasma flow by levodopa. N Engl J Med 284: 865–870
87. Fišer M, Dvořák Z (1960) The importance of increase in weight for the early diagnosis and prevention of late gestosis. Cesk Gynekol 25: 604–607
88. Fisher KA, Luger A, Spargo BH, Lindheimer MD (1980) A biopsy study of hypertension in pregnancy. In: Bonnar J, MacGillivray J, Symonds EM (eds) Pregnancy hypertension. MTP Press, Lancaster, pp 333–338
89. Friedberg V (1980) Nierenfunktion. In: Friedberg V, Rathgen GH (Hrsg) Physiologie der Schwangerschaft. Thieme, Stuttgart, S 73–84
90. Friedman SM, Friedman CL (1964) Ionic basis of vascular response to vasoactive substances. Can Med Assoc J 90: 167–173
91. Gallery EDM, Ross M, Hunyor SN, Györy AZ (1977) Predicting the development of pregnancy-associated hypertension. The place of standardised blood-pressure measurements. Lancet I: 1273–1275
92. Gant NF, Hutchinson HT, Siiteri PK, MacDonald PC (1971) Study of the metabolic clearance of dehydroiso androsterone sulfate in pregnancy. Am J Obstet Gynecol 111: 555–561
93. Gant NF, Daley GL, Chand S, Whalley PJ, MacDonald PC (1973) A study of angiotensin II pressor response throughout primigravid pregnancy. J Clin Invest 52: 2682–2698
94. Gant NF, Chand S, Worley RJ, Whalley PJ, Crosby UD, MacDonald PC (1974) A clinical test useful for predicting the development of acute hypertension in pregnancy. Am J Obstet Gynecol 120: 1–7
95. Gant NF, Chand S, Whalley PJ, MacDonald PC (1974) The nature of pressor responsiveness to angiotensin II in human pregnancy. Obstet Gynecol 43: 854–860
96. Gant NF, Madden JD, Siiteri PK, MacDonald PC (1975) The metabolic clearance rate of dehydroisoandrosterone sulfate. III. The effect of thiazide diuretics in normal and future pre-eclamptic pregnancies. Am J Obstet Gynecol 123: 159–163
97. Gant NF, Madden JD, Siiteri PK, MacDonald PC (1976) The metabolic clearance rate of de-

hydroisoandrosterone sulfate. IV. Acute effects of induced hypertension, hypotension, and natriuresis in normal and hypertensive pregnancies. Am J Obstet Gynecol 124: 143–148
98. Golden JG, Hughes HC, Lang CM (1980) Experimental toxemia in the pregnant guinea pig. Lab Anim Sci 30: 174–179
99. Gomel V, Hardwick DF (1966) Search for a pressor substance in toxemia of pregnancy. Am J Obstet Gynecol 94: 308–309
100. Gorden P, Ferris TF, Mulrow PJ (1967) Rabbit uterus as a possible site of renin synthesis. Am J Physiol 212: 703–706
101. Gross F, Schaechtelin G, Ziegler M, Berger M (1964) A renin-like substance in the placenta and uterus of the rabbit. Lancet I: 914–916
102. Grünberger W, Riss P (1980) Der Einfluß von Körpergewicht und Gewichtszunahme auf Entwicklung und Schweregrad einer EPH-Gestose. Z Geburtshilfe Perinatol 184: 217–222
103. Gusdon JP, Anderson SG, May WJ (1977) A clinical evaluation of the „roll-over test“ for pregnancy-induced hypertension. Am J Obstet Gynecol 127: 1–3
104. Guyton AC (1971) Textbook of medical physiology, 4. edn. Saunders, Philadelphia, pp 380–392
105. Haber E, Koerner T, Page LB, Kliman B, Purnode A (1969) Application of a radioimmunoassay for angiotensin I to the physiologic measurements of plasma renin activity in normal human subjects. J Clin Endocrinol Metab 29: 1349–1355
106. Hare DC, Karn MN (1929) An investigation of bloodpressure, puls-rate, and the response to exercise during normal pregnancy, and some observations after confinement. Q J Med 22: 381–404
107. Hayashi RH, Becker RA, Evans GT, Morris K, Franks RC (1977) Prospective study of angiotensin II pressor response to positional change in pregnancy-induced hypertension. Am J Obstet Gynecol 128: 872–878
108. Heistad DD, Abboud FM, Ballard DR (1971) Relationship between plasma sodium concentration and vascular reactivity in man. J Clin Invest 50: 2022–2032
109. Helmer OM, Judson WE (1967) Influence of high renin substrate levels on renin-angiotensin system in pregnancy. Am J Obstet Gynecol 99: 9–17
110. Henry JS (1936) The effect of pregnancy upon the blood pressure. Br J Obstet Gynaecol 43: 908–924
111. Hillier K, Smith MD (1981) Prostaglandin E and F concentrations in placentae of normal, hypertensive and pre-eclamptic patients. Br J Obstet Gynaecol 88: 274–277
112. Hines EA, Brown GE (1933) A standard test for measuring the variability of blood pressure: Its significance as an index of the prehypertensive state. Ann Intern Med 7: 209–217
113. Hodari AA (1967) Chronic uterine ischemia and reversible experimental „toxemia of pregnancy“. Am J Obstet Gynecol 97: 597–607
114. Hodari AA, Smeby R, Bumpus FM (1967) A renin-like substance in the human placenta. Obstet Gynecol 29: 313–317
115. Hollenberg NK, Solomon HS, Adams DF, Abrams HL, Merrill JP (1972) Renal vascular responses to angiotensin and norepinephrine in normal man. Effect of sodium intake Circ Res 31: 750–757
116. Hollenberg NK, Chenitz WR, Adams DF, Williams GH (1974) Reciprocal influence of salt intake on adrenal glomerulosa and renal vascular responses to angiotensin II in normal man. J Clin Invest 54: 34–42
117. Horrobin DF (1975) The possible role of prolactin in pre-eclampsia. Med Hypotheses 1: 159–164
118. Horrobin DF, Manku MS, Burstyn PG (1973) Effect of intravenous prolactin infusion on arterial blood pressure in rabbits. Cardiovasc Res 7: 585–587
119. Horwitz D, Fox SM, Goldberg LI (1962) Effects of dopamine in man. Circ Res 10: 237–243
120. Howard BK, Goodson JH, Mengert WF (1953) Supine hypotensive syndrome in late pregnancy. Obstet Gynecol 1: 371–377
121. Ho Yuen B, Cannon W, Woolley S, Charles E (1978) Maternal plasma and amniotic fluid prolactin levels in normal and hypertensive pregnancy. Br J Obstet Gynaecol 85: 293–298
122. Hüter KA, Ehlers F, Schelte B (1965) Untersuchungen über die Gewichtszunahme in der Schwangerschaft. Geburtshilfe Frauenheilkd 25: 385–396
123. Hughes EC (1972) Hypertensive states of pregnancy. – Classification. In: Hughes EC (ed) Obstetric-gynecologic terminology. Davis, Philadelphia, pp 422–423

124. Hunter CA, Howard WF (1960) A pressor substance (hysterotonin) occurring in toxemia. Am J Obstet Gynecol 79: 838–846
125. Hytten FE (1980) Weight gain in pregnancy. In: Hytten FE, Chamberlain G (eds) Clinical physiology in obstetrics. Blackwell, Oxford, pp 193–234
126. Hytten FE, Leitch I (1964) The physiology of human pregnancy, 1st edn. Blackwell, Oxford, pp 50–86
127. Janisch H, Leodolter S, Spona J (1973) Die Plazentainsuffizienz. Neue diagnostische Methoden zur Erfassung der Risikoschwangerschaft. Wien Klin Wochenschr 85:[Suppl VI] 3–19
128. Jenkins DM, Perry LA (1980) Plasma prolactin in pregnancy-induced hypertension. In: Bonnar J, MacGillivray, Symonds EM (eds) Pregnancy hypertension. MTP Press, Lancaster, pp 261–265
129. Jones KM, Lloyd-Jones R, Riondel A, Tait JF, Tait SAS, Bulbrook RD, Greenwood FC (1959) Aldosterone secretion and metabolism in normal men and women and in pregnancy. Acta Endocrinol (Copenh) 30: 321–342
130. Just H, Martin K (1980) Herz und Kreislauf. In: Friedberg V, Rathgen GH (Hrsg) Physiologie der Schwangerschaft. Thieme, Stuttgart, S 1–22
131. Kageyama N (1971) A direct colorimetric determination of uric acid in serum and in urine with uricase-catalase system. Clin Chim Acta 31: 421–426
132. Kaplan NM, Silah JG (1964) The effect of angiotensin II on the blood pressure in humans with hypertensive disease. J Clin Invest 43: 659–669
133. Kaplan NM, Silah JG (1964) The angiotensin-infusion test. N Engl J Med 271: 536–541
134. Karbhari D, Harrigan JT, LaMagra R (1977) The supine hypertensive test as a predictor of incipient pre-eclampsia. Am J Obstet Gynecol 127: 620–622
135. Kassar NS, Aldridge J, Quirk B (1980) Roll over test. Obstet Gynecol 55: 411–413
136. Katz FH, Kappas A (1967) The effects of estradiol and estriol on plasma levels of cortisol and thyroid hormone-binding globulins and on aldosterone and cortisol secretion rates in man. J Clin Invest 46: 1768–1777
137. Katz FH, Beck P, Makowski EL (1974) The renin-aldosterone system in mother and fetus at term. Am J Obstet Gynecol 118: 51–55
138. Kaulhausen H (1980) Weibliche Sexualhormone und Renin-Angiotensin-Aldosteron-System. Urban & Schwarzenberg, München Wien Baltimore
139. Kaulhausen H (1980) Klinik und Therapie der Gestose (Präeklampsie). Nieren Hochdruckkrankh 9: 65–72
140. Kirkendall WM, Burton AC, Epstein FH, Freis ED (1967) Recommendations for human blood pressure determination by sphygmomanometers. Circulation 36: 980–988
141. Kokot F, Cekański A (1970) Über das Verhalten der Plasmareninaktivität in der normalen Schwangerschaft, bei Schwangerschaftstoxikosen und im Nabelschnurblut von Neugeborenen. Zentralbl Gynäkol 92: 280–287
142. Kopelman JJ, Levitz M (1970) Plasma cortisol levels and cortisol binding in normal and preeclamptic pregnancies. Am J Obstet Gynecol 108: 925–930
143. Korenman SG, Tulchinsky D, Eaton LW (1970) Radio-ligand procedures for estrogen assay in normal and pregnancy plasma. Acta Endocrinol [Suppl] (Copenh) 147: 291–304
144. Krasno LR, Ivy AC (1950) The response of the flicker fusion threshold to nitroglycerin and its potential value in the diagnosis, prognosis, and therapy of subclinical and clinical cardiovascular disease. Circulation 1: 1267–1276
145. Kraus GW, Marchese JR, Yen SSC (1966) Prophylactic use of hydrochlorothiazide in pregnancy. JAMA 198: 1150–1154
146. Kumar D (1962) In vitro inhibitory effect of progesterone on extrauterine human smooth muscle. Am J Obstet Gynecol 84: 1300–1304
147. Kuntz WD (1980) Supine pressor (roll-over) test: An evaluation. Am J Obstet Gynecol 137: 764–768
148. Kyank H (1961) Bedeutung der Prophylaxe bei eklamptischem Symptomenkomplex. Arch Gynecol 195: 358–368
149. Lammintausta R, Erkkola R (1977) Renin-angiotensin-aldosterone system and sodium in normal pregnancy: A longitudinal study. Acta Obstet Gynecol Scand 56: 221–225
150. Landau RL, Lugibihl K (1958) Inhibition of the sodium-retaining influence of aldosterone by progesterone. J Clin Endocrinol Metab 18: 1237–1245

151. Landesman R, Aguero O, Wilson K, La Russa R, Campbell W, Penaloza O (1965) The prophylactic use of chlorthalidone, a sulfonamide diuretic, in pregnancy. Br J Obstet Gynaecol 72: 1004–1010
152. Larochelle P, Mikulic E, Ogilvie RI (1973) Effects of isoproterenol, diazoxide, ethacrynic acid, and furosemide on skeletal muscle vascular resistance. Can J Physiol Pharmacol 51: 183–189
153. Ledoux F, Genest J, Nowaczynski W, Kuchel O, Lebel M (1975) Plasma progesterone and aldosterone in pregnancy. Can Med Assoc J 112: 943–947
154. Lees MM, Taylor SH, Scott DB, Kerr MG (1967) A study of cardiac output at rest throughout pregnancy. Br J Obstet Gynaecol 74: 319–328
155. Lehtovirta P, Ranta T, Seppalä M (1981) Elevated prolactin levels in oral contraceptive pill-related hypertension. Fertil Steril 35: 403–405
156. Lever JCW (1843) Cases of puerperal cuonvulsions, with remarks. Guy's Hosp Rep 1: 495–517
157. Leyendecker G, Wardlaw S, Nocke W (1975) Radioimmunologische Bestimmung von 17-Hydroxyprogesteron im Serum. In: Breuer H, Hamel D, Krüskemper HL (Hrsg) Methoden der Hormonbestimmung. Thieme, Stuttgart, S 230–235
158. Lindheimer MD, Katz AI (1977) Kidney function and disease in pregnancy. Lea & Febiger, Philadelphia, pp 77–78
159. Lindheimer MD, Roux J (1970) Role of posture in sodium, water, and potassium homeostasis of an abnormal pregnancy. Metabolism 19: 619–630
160. Lippert TH, Cloeren SE, Kidess E, Fridrich R (1980) Assessment of uteroplacental haemodynamics in pre-eclampsia. In: Bonnar J, MacGillivray J, Symonds EM (eds) Pregnancy hypertension. MTP Press, Lancaster, pp 267–270
161. Lubash GD, Bard RH, Kline JA (1969) Serum „angiotensinase activity“ and female steroidal hormones. Am J Med Sci 257: 155–163
162. McCartney CP (1964) Pathological anatomy of acute hypertension of pregnancy. Circulation 29/30:[Suppl II] 37–42
163. McGiff JC, Malik KU, Terragno NA (1976) Prostaglandins as determinants of vascular reactivity. Fed Proc 35: 2382–2387
164. MacGillivray I, Buchanan TJ (1958) Total exchangeable sodium and potassium in non-pregnant women and in normal and pre-eclamptic pregnancy. Lancet I: 1090–1093
165. MacGillivray I, Hytten FE, Taggart N, Buchanan TJ (1962) The effect of a sodium diuretic on total exchangeable sodium and total body water in pre-eclamptic toxaemia. Br J Obstet Gynaecol 69: 458–462
166. MacGillivray I, Rose GA, Rowe B (1969) Blood pressure survey in pregnancy. Clin Sci 37: 395–407
167. Mahran M (1961) Sodium metabolism in gynaecology and obstetrics. Br J Obstet Gynaecol 68: 597–603
168. Manku MS, Nassar BA, Horrobin DF (1973) Effects of prolactin on the responses of rat aortic and arteriolar smooth-muscle preparations to noradrenaline and angiotensin. Lancet II: 991–994
169. Marshall GW, Newman RL (1977) Roll-over test. Am J Obstet Gynecol 127: 623–625
170. Martin JD, Mills IH (1956) Aldosterone excretion in normal and toxaemic pregnancies. Br Med J II: 571–573
171. Marx GF, Husain FJ, Shiau HF (1980) Brachial and femoral blood pressures during the prenatal period. Am J Obstet Gynecol 136: 11–13
172. Massani ZM, Sanguinetti R, Gallegos R, Raimondi D (1967) Angiotensin blood levels in normal and toxemic pregnancies. Am J Obstet Gynecol 99: 313–317
173. Meyer P (1973) Rôle de l'AMP cyclique dans l'activité mécanique du muscle lisse. Nouv Presse Med 2: 1651–1654
174. Meyers FH, Jawetz E, Goldfien A (1975) Lehrbuch der Pharmakologie. Springer, Berlin Heidelberg New York, S 119–130
175. Morris JA, O'Grady JP, Hamilton CJ, Davidson EC (1978) Vascular reactivity to angiotensin II infusion during gestation. Am J Obstet Gynecol 130: 379–384
176. Mtabaji JP, Manku MS, Horrobin DF (1976) Vascular actions of furosemide and bumetanide on the rat superior mesenteric vascular bed: Interactions with prolactin and prostaglandins. Can J Physiol Pharmacol 54: 357–366
177. Mudge GH (1980) Diuretics and other agents employed in the mobilisation of edema fluids.

In: Gilman AG, Goodman LS, Gilman A (eds) The pharmacological basis of therapeutics, 6th edn. Macmillan, New York, pp 892–915
178. Mühlbauer W (1976) Circadianer Rhythmus der Reninaktivität im Plasma des Menschen. Inaugural-Dissertation, Medizinische Fakultät der Universität Bonn
179. Muir WW, Milne DW, Skarda RT (1976) Acute hemodynamic effects of furosemide administered intravenously in the horse. Am J Vet Res 37: 1177–1180
180. Murnaghan GA, Mitchell RH, Ruff S (1980) Circadian variation of blood-pressure in pregnancy. In: Bonnar J, MacGillivray J, Symonds EM (eds) Pregnancy hypertension. MTP Press, Lancaster, pp 107–112
181. Nagatsu I, Gillespie L, George JM, Folk JE, Glenner GG (1965) Serum aminopeptidases, „angiotensinase", and hypertension. II. Amino acid β-naphtylamide hydrolysis by normal and hypertensive serum. Biochem Pharmacol 14: 853–861
182. Negus P, Tannen RL, Dunn MJ (1976) Indomethacin potentiates the vasoconstrictor actions of angiotensin in man. Prostaglandins 12: 175–180
183. Niesert S, Kaulhausen H (1983) Preliminary results with a modified angiotensin sensitivity test. In: Janisch H, Reinold E (eds) Dilemmas in Gestosis. Thieme, Stuttgart
184. O'Brien PMS, Filshie GM, Broughton Pipkin F (1977) The effect of prostaglandin E_2 on the cardiovascular response to angiotensin II in pregnant rabbits. Prostaglandins 13: 171–181
185. O'Brien PMS, Broughton Pipkin F (1979) The effects of deprivation of prostaglandin precursors on vascular sensitivity to angiotensin II and on the kidney in the pregnant rabbit. Br J Pharmacol 65: 29–34
186. Öney T, Kaulhausen H (1978) First experiences with a simplified angiotensin sensitivity test. In: Rippmann ET, Stamm H (eds) EPH-Gestosis (Davos 1977). O. G. Press, Basel, pp 206–209
187. Öney T, Kaulhausen H (1980) Möglichkeiten zur Früherkennung der Gestose in der Praxis. Frauenarzt 21: 126–130
188. Öney T, Kaulhausen H (1982) Effect of angiotensin infusion during pregnancy on fetal heart rate and on fetal activity. Eur J Obstet Gynecol Reprod Biol 13: 133–137
189. Öney T, Beer A, Kaulhausen H (1981) Effect of postural change on plasma renin in third-trimester pregnancy. Obstet Gynecol 58: 31–34
190. Öney T, Balogh A, Kaulhausen H (1982) Bedeutung des Blutdruck- und Gewichtsverhaltens bei der Frühdiagnose der Gestose. Ein vorläufiger Bericht. Fortschr Med 100: 277–280
191. Ogilvie RI, Schlieper E (1971) Comparative effects of ethacrynic acid, furosemide, and diazoxide in the perfused dog hindlimb. Can J Physiol Pharmacol 49: 1038–1043
192. O'Grady JP, Hamilton C, Morris JA, Davidson EC (1977) Sequential evaluation of the supine hypertension or „roll-over" test in a high risk population. Obstet Gynecol Invest 8: 282–287
193. Olsen UB, Ahnfelt-Rønne J (1976) Bumetanide induced increase of renal blood flow in conscious dogs and its relation to local renal hormones (PGE, kallikrein and renin). Acta Pharmacol Toxicol 38: 219–228
194. Orozco JZ, Pinsker VS, Hernández J, Karchmer S (1979) Valor de la prueba de la angiotensina II y del „roll over test" como métodos predictivos de la enfermedad hipertensiva aguda del embarazo (preeclampsia y eclampsia). Ginecol Obstet Mex 46: 235–244
195. Ottaviano M, Fedi A (1978) Il test cambiamento di decubito (roll-over test) nella selezione delle gravidanze a rischio di preeclampsia. Pat Clin Ost Gin 6: 101–108
196. Page EW, Christianson R (1976) The impact of mean arterial blood pressure in the middle trimester upon the outcome of pregnancy. Am J Obstet Gynecol 125: 740–746
197. Palomaki JF, Lindheimer MD (1970) Sodium depletion simulating deterioration in a toxemic pregnancy. N Engl J Med 282: 88–89
198. Parker CR, Everett RB, Quirk JG, Whalley PJ, Gant NF (1979) Hormone production during pregnancy in the primigravid patient. I. Plasma levels of progesterone and 5α-pregnane-3, 20-dione throughout pregnancy of normal women and women who developed pregnancy-induced hypertension. Am J Obstet Gynecol 135: 778–782
199. Parker CR, Everett RB, Whalley PJ, Quirk JG, Gant NF, MacDonald PC (1980) Hormone production during pregnancy in the primigravid patient. II. Plasma levels of deoxycorticosterone throughout pregnancy of normal women and women who developed pregnancy-induced hypertension. Am J Obstet Gynecol 138: 626–631
200. Patak RV, Mookerjee BK, Bentzel CJ, Hysert PE, Babej M, Lee JB (1975) Antagonism of the effects of furosemide by indomethacin in normal and hypertensive man. Prostaglandins 10: 649–659

201. Patak RV, Fadem SZ, Rosenblatt SG, Lifschitz MD, Stein JH (1979) Diuretic-induced changes in renal blood flow and prostaglandin E excretion in the dog. Am J Physiol 236: 494–500
202. Peart WS (1975) Renin-angiotensin system. N Engl J Med 292: 302–306
203. Peart WS (1978) Renin release. Gen Pharmacol 9: 65–72
204. Phelan JP, Everidge GJ, Wilder TL, Newman C (1977) Is the supine pressor test an adequate means of predicting acute hypertension in pregnancy? Am J Obstet Gynecol 128: 173–176
205. Piepenbrock S, Hempelmann G, Gaudszuhn B, Oelert H (1977) Zur kardialen und vaskulären Wirkung von Furosemid. Dtsch Med Wochenschr 102: 1661–1668
206. Plentl AA, Gray MJ (1959) Total body water, sodium space, and total exchangeable sodium in normal and toxemic pregnant women. Am J Obstet Gynecol 78: 472–478
207. Poland ML, Mariona F, Darga L, Laurent D, Lucas CP (1980) The roll-over test in healthy primiparous subjects. In: Bonnar J, MacGillivray J, Symonds EM (eds) Pregnancy hypertension. MTP Press, Lancaster, pp 113–118
208. Pritchard JA, Pritchard SA (1975) Standardized treatment of 154 consecutive cases of eclampsia. Am J Obstet Gynecol 123: 543–552
209. Pujol-Amat P, Gamissans O, Calaf J, Benito E, Perez-Lopez FR, L'Hermite M, Robyn C (1973) Influence of l-dopa on serum prolactin, human chorionic somatomammotrophin (HCS) and human chorionic gonadotrophin (HCG) during the last trimester of pregnancy. In: Pasteels JL (ed) Human prolactin. Excerpta Med Int Congr Ser Nr 308, Amsterdam, pp 316–320
210. Pyörälä T (1966) Cardiovascular response to the upright position during pregnancy. Acta Obstet Gynecol Scand [Suppl V] 45: 1–116
211. Quaas L, Robrecht D, Kaltenbach FJ (1980) Der mittlere Blutdruck im 2. und 3. Trimenon (MAP-2 und MAP-3) und sein Bezug auf morphometrisch faßbare Veränderungen an der Plazenta. Vorgetragen auf der 43. Tagung der Deutschen Gesellschaft für Geburtshilfe und Gynäkologie; Hamburg 1980
212. Raab W, Schroeder G, Wagner R, Gigee W (1956) Vascular reactivity and electrolytes in normal and toxemic pregnancy. J Clin Endocrinol Metab 16: 1196–1216
213. Rall TW (1980) Central nervous system stimulants. The xanthines. In: Gilman AG, Goodman LS, Gilman A (eds) The pharmacological basis of therapeutics, 6th edn. Macmillan, New York, pp 592–607
214. Ramsay LE, Nicholls MG, Boyle P (1977) The Elag-Köln automatic blood pressure recorder. A clinical appraisal. Br Heart J 39: 795–798
215. Redman CWG, Bonnar J, Beilin LJ, McNeilly AS (1975) Prolactin in hypertensive pregnancy. Br Med J I: 304–306
216. Redman CWG, Beilin LJ, Bonnar J, Wilkinson RH (1976) Plasma-urate measurements in predicting fetal death in hypertensive pregnancy. Lancet I: 1370–1373
217. Redman CWG, Beilin LJ, Bonnar J (1976) Renal function in preeclampsia. J Clin Pathol [Suppl 10] 29: 91–94
218. Redman CWG, Beilin LJ, Bonnar J (1976) Variability of blood pressure in normal and abnormal pregnancy. In: Lindheimer MD, Katz AJ, Zuspan FP (eds) Hypertension in pregnancy. John Wiley & Sons, New York, pp 53–60
219. Redman CWG, Denson KWE, Beilin LJ, Bolton FG, Stirrat GM (1977) Factor-VIII consumption in pre-eclampsia. Lancet II: 1249–1257
220. Redman CWG, Williams GF, Jones DD, Wilkinson RH (1977) Plasma urate and serum deoxycytidylate deaminase for the early diagnosis of pre-eclampsia. Br J Obstet Gynaecol 84: 904–908
221. Remein QR, Wilkerson HLC (1961) The efficiency of screening tests for diabetes. J Chronic Dis 13: 6–21
222. Reuter AM, Kennes F, Gevaert Y, Franchimont P (1976) Homologous radioimmunoassay for human prolactin. Int J Nucl Med Biol 3: 21–28
223. Riedel H, Eisenbach GM, Henkel H, Witzel B, Haeckel R (1978) Klinische Bedeutung der Hyperurikämie zur Prognose bei EPH-Gestose. Fortschr Med 96: 58–62
224. Riedel H, Bahlmann J, Eisenbach GM (1981) Results of a prospective study of toxemia of pregnancy. Contrib Nephrol 25: 137–144
225. Rippmann ET (1970) Die Beurteilung der EPH-Gestose. Rippmann ET (Hrsg) Die Spätgestose. Schwabe, Basel, S 381–387
226. Robertson EG (1971) The natural history of oedema during pregnancy. Br J Obstet Gynaecol 78: 520–529

227. Robertson JIS, Weir RJ, Düsterdieck GO, Fraser R, Tree M (1971) Renin, angiotensin and aldosterone in human pregnancy and the menstrual cycle. Scott Med J 16: 183–196
228. Robertson WB, Brosens I, Dixon G (1976) Maternal uterine vascular lesions in the hypertensive complications of pregnancy. In: Lindheimer MD, Katz AJ, Zuspan FP (eds) Hypertension in pregnancy. John Wiley & Sons, New York, pp 115–127
229. Robrecht D, Schriever M, Rasenack R, Steiner H, Kaltenbach FJ (1980) Der mittlere Blutdruck im 2. Trimenon (MAP-2) als wertvolle Hilfe bei der Früherkennung von hypertoniebedrohten Schwangerschaften. Geburtshilfe Frauenheilkd 40: 121–124
230. Rochat RW (1980) Maternal and perinatal mortality statistics. In: Aladjem S (ed) Obstetrical practice. Mosby, St. Louis, pp 264–278
231. Rose GA, Holland WW, Crowley EA (1964) A sphygmomanometer for epidemiologists. Lancet I: 296–300
232. Ryan JW, Ferris TF (1967) Release of a renin-like enzyme from the pregnant uterus of the rabbit. Biochem J 105: 16c–17c
233. Sarles HE, Hill SS, LeBlanc AL, Smith GH, Canales CO, Remmers AR (1968) Sodium excretion patterns during and following intravenous sodium chloride loads in normal and hypertensive pregnancies. Am J Obstet Gynecol 102: 1–7
234. Schewitz LJ, Rodriguez GA, Voyevidka IL (1976) Dietary, sodium chloride in pregnant hypertensive patients: A preliminary report. In: Lindheimer MD, Katz AJ, Zuspan FP (eds) Hypertension in pregnancy. John Wiley & Sons, New York, pp 203–206
235. Schuppan D, Schmidt I, Heller M (1979) Untersuchungen zur Pharmakokinetik von Metoclopramid am Menschen. Arzneimittelforsch 29: 151–154
236. Schwarz R (1964) Das Verhalten des Kreislaufs in der normalen Schwangerschaft. I. Mitteilung: Der arterielle Blutdruck. Arch Gynecol 199: 549–570
237. Scroop GC, Whelan RF (1966) A central vasomotor action of angiotensin in man. Clin Sci 30: 79–90
238. Seitchik J (1953) Observations on the renal tubular reabsorption of uric acid. I. Normal pregnancy and abnormal pregnancy with and without pre-eclampsia. Am J Obstet Gynecol 65: 981–985
239. Seitchik J, Szutka A, Alper C (1958) Further studies on the metabolism of N^{15}-labeled uric acid in normal and toxemic pregnant women. Am J Obstet Gynecol 76: 1151–1155
240. Seligman SA (1971) Diurnal blood-pressure variation in pregnancy. Br J Obstet Gynaecol 78: 417–422
241. Siekmann U, Oggolter-Siekmann H, Heilmann L (1983) Investigation of rheologic changes as a screening test for pregnancy-induced hypertension (PIH). In: Janisch H, Reinold E (eds) Dilemmas in Gestosis. Thieme, Stuttgart
242. Skinner SL, Lumbers ER, Symonds EM (1968) Renin concentration in human fetal and maternal tissues. Am J Obstet Gynecol 101: 529–533
243. Skinner SL, Lumbers ER, Symonds EM (1972) Analysis of changes in the renin-angiotensin system during pregnancy. Clin Sci 42: 479–488
244. Skinner SL, Cran EJ, Gibson R, Taylor R, Walters WAW, Catt KJ (1975) Angiotensins I and II, active and inactive renin, renin substrate, renin activity, and angiotensinase in human liquor amnii and plasma. Am J Obstet Gynecol 121: 626–630
245. Smeaton TC, Andersen GJ, Fulton IS (1977) Study of aldosterone levels in plasma during pregnancy. J Clin Endocrinol Metab 44: 1–7
246. Smythe CM, Bradham WS, Dennis EJ, McIver FA, Howe HG (1964) Renal arteriolar disease in young primiparas. J Lab Clin Med 63: 562–573
247. Sobel B, Laurent D, Ganguly S, Favro L, Lucas C (1980) Hydrostatic mechanism in the rollover test. Obstet Gynecol 55: 285–290
248. Spargo B, McCartney CP, Winemiller R (1959) Glomerular capillary endotheliosis in toxemia of pregnancy. Arch Pathol 68: 593–599
249. Speroff L (1973) Toxemia of pregnancy. Mechanism and therapeutic management. Am J Cardiol 32: 582–591
250. Speroff L, Haning RV Jr, Levin RM (1977) The effect of angiotensin II and indomethacin on uterine artery blood flow in pregnant monkeys. Obstet Gynecol 50: 611–614
251. Stander HJ, Cadden JF (1934) Blood chemistry in preeclampsia and eclampsia. Am J Obstet Gynecol 28: 856–871

252. Stark G (1966) Die Konzentration des Aldosterons im Urin und Plasma in der normalen und pathologischen Gravidität. Arch Gynecol 204: 259–262
253. Stumpe KO, Kolloch R, Higuchi M, Krück F, Vetter H (1977) Hyperprolactinaemia and antihypertensive effect of bromocriptine in essential hypertension. Lancet II: 211–214
254. Symonds EM (1976) The renin-angiotensin system and sodium excretion during gestation. In: Lindheimer MD, Katz AJ, Zuspan FP (eds) Hypertension in pregnancy. John Wiley & Sons, New York, pp 271–279
255. Symonds EM, Andersen GJ (1974) The effect of bed rest on plasma renin in hypertensive disease of pregnancy. Br J Obstet Gynaecol 81: 676–681
256. Symonds EM, Stanley MA, Skinner SL (1968) Production of renin by in vitro cultures of human chorion and uterine muscle. Nature 217: 1152–1153
257. Symonds EM, Skinner SL, Stanley MA, Kirkland JA, Ellis RC (1970) An investigation of the cellular source of renin in human chorion. Br J Obstet Gynaecol 77: 885–890
258. Symonds EM, Skinner SL, Stanley MA, Kirkland JA, Ellis RC (1970) Genital tract sources of renin. Aust NZ J Obstet Gynaecol 10: 225–229
259. Symonds EM, Pipkin FB, Craven DJ (1975) Changes in the renin-angiotensin system in primigravidae with hypertensive disease of pregnancy. Br J Obstet Gynaecol 82: 643–650
260. Symonds EM, Pipkin FB, Craven DJ (1976) Changes in the renin-angiotensin system in normotensive and hypertensive women during pregnancy and parturition. Isr J Med Sci 12: 495–499
261. Székely JA, Szalmasy M, Miklóse M, Csövári S (1979) Desoxycytidyl-Desaminase-Aktivität in der Geburtshilfe. Zentralbl Gynaekol 101: 543–546
262. Talledo OE (1966) Renin-angiotensin system in normal and toxemic pregnancies. I. Angiotensin infusion test. Am J Obstet Gynecol 96: 141–143
263. Talledo OE, Chesley LC, Zuspan FP (1968) Renin-angiotensin system in normal and toxemic pregnancies. III. Differential sensitivity to angiotensin II and norepinephrine in toxemia of pregnancy. Am J Obstet Gynecol 100: 218–221
264. Tan SY, Mulrow PJ (1977) Inhibition of the renin-aldosterone response to furosemide by indomethacin. J Clin Endocrinol Metab 45: 174–176
265. Tapia HR, Johnson CE, Strong CG (1972) Renin-angiotensin system in normal and hypertensive disease of pregnancy. Lancet II: 847–850
266. Tatum HJ, Mulè JG (1962) The hypertensive action of blood from patients with pre-eclampsia. Am J Obstet Gynecol 83: 1028–1035
267. Terragno NA, Terragno DA, Pacholczyk D, McGiff JC (1974) Prostaglandins and the regulation of uterine blood flow in pregnancy. Nature 249: 57–58
268. Terragno NA, Terragno DA, McGiff JC (1976) The role of prostaglandins in the control of uterine blood flow. In: Lindheimer MD, Katz AJ, Zuspan FP (eds) John Wiley & Sons, New York, pp 391–398
269. Thomas JP, Flynn TG (1964) Adrenal function in normal pregnancy and toxaemia. Clin Sci 26: 69–79
270. Thompson DS, Mueller-Heubach E (1978) Use of supine pressor test to prevent gestational hypertension in primigravid women. Am J Obstet Gynecol 131: 661–664
271. Thomson AM, Billewicz WZ (1957) Clinical significance of weight trends during pregnancy. Br Med J I: 243–247
272. Thomson AM, Hytten FE, Billewicz WH (1967) The epidemiology of oedema during pregnancy. Br J Obstet Gynaecol 74: 1–10
273. Ueland K, Novy MJ, Peterson EN, Metcalfe J (1969) Maternal cardiovascular dynamics. IV. The influence of gestational age on the maternal cardiovascular response to posture and exercise. Am J Obstet Gynecol 104: 856–864
274. Van Dongen PWJ, Eskes TKAB (1980) The lack of relationship between postural differences in blood pressure and pregnancy outcome. In: Bonnar J, MacGillivray J, Symonds EM (eds) Pregnancy hypertension. MTP Press, Lancaster, pp 119–129
275. Van Dongen PWJ, Eskes TKAB, Martin CB, Van'T Hof MA (1980) Postural blood pressure differences in pregnancy. A prospective study of blood pressure differences between supine and left lateral position as measured by ultrasound. Am J Obstet Gynecol 138: 1–5
276. Van Loon GR (1978) Bromocriptine-induced inhibition of plasma dopamine, noradrenaline and adrenaline responses to LH-RF. Nature 275: 331–332

277. Van Loon GR, Sole MJ, Bain J, Ruse JL (1979) Effects of bromocriptine on plasma catecholamines in normal men. Neuroendocrinology 28: 425–434
278. Vecchio TJ (1966) Predictive value of a single diagnostic test in unselected populations. N Engl J Med 274: 1171–1173
279. Vedra B, Pavlíková E (1969) The onset of abnormal weight gain in toxaemia of pregnancy. Br J Obstet Gynaecol 76: 873–876
280. Venning EH, Primrose T, Caligaris LCS, Dyrenfurth I (1957) Aldosterone excretion in pregnancy. J Clin Endocrinol Metab 17: 473–482
281. Verma UL, Tejani NA, Chatterjee S, Weiss RR (1980) Screening for SGA by the roll-over test. Obstet Gynecol 56: 591–594
282. Vetter H, Vetter W (1982) Praktische Hypertonie. Thieme, Stuttgart
283. Vetter W, Vetter H, Siegenthaler W (1973) Radioimmunoassay for aldosterone without chromatography. 2. Determination of plasma aldosterone. Acta Endocrinol 74: 558–567
284. Vosburgh GJ (1976) Edema relationship. In: Friedman EA (ed) Blood pressure, edema and proteinuria in pregnancy. Liss, New York, pp 155–167
285. Watanabe AM, Judy WV, Cardon PV (1974) Effect of l-dopa on blood pressure and sympathetic nerve activity after decarboxylase inhibition in cats. J Pharmacol Exp Ther 188: 107–113
286. Watanabe M, Meeker CI, Gray MJ, Sims EAH, Solomon S (1963) Secretion rate of aldosterone in normal pregnancy. J Clin Invest 42: 1619–1631
287. Watanabe M, Meeker CI, Gray MJ, Sims EAH, Solomon S (1965) Aldosterone secretion rates in abnormal pregnancy. J Clin Endocrinol Metab 25: 1665–1670
288. Weber PC, Scherer B, Larsson C (1977) Increase of free arachidonic acid by furosemide in man as the cause of prostaglandin and renin release. Eur J Pharmacol 41: 329–332
289. Weidmann P, Endres P, Siegenthaler W (1968) Plasma renin activity and angiotensin pressor dose in hypertension. Correlation and diagnostic implications. Br Med J III: 154–156
290. Weinberger MH, Petersen LP, Herr JM, Wade MB (1973) The effect of supine and lateral recumbency on plasma renin activity during pregnancy. J Clin Endocrinol Metab 36: 991–994
291. Weinberger MH, Kramer NJ, Petersen LP, Cleary RE, Young PCM (1976) Sequential changes in the renin-aldosterone systems and plasma progesterone concentration in normal and abnormal human pregnancy. In: Lindheimer MD, Katz AJ, Zuspan FP (eds) Hypertension in pregnancy. John Wiley & Sons, New York, pp 263–269
292. Weiner CP, Brandt J (1982) Plasma antithrombin III activity: An aid in the diagnosis of preeclampsia-eclampsia. Am J Obstet Gynecol 142: 275–281
293. Weir RJ, Paintin DB, Robertson JIS, Tree M, Fraser R, Young J (1970) Renin, angiotensin and aldosterone relationships in normal pregnancy. Proc Soc Med 63: 1101–1102
294. Weir RJ, Paintin DB, Brown JJ, Fraser R, Lever AF, Robertson JIS, Young J (1971) A serial study in pregnancy of the plasma concentrations of renin, corticosteroids, electrolytes and proteins and of haematocrit and plasma volume. Br J Obstet Gynaecol 78: 590–602
295. Weir RJ, Brown JJ, Fraser R et al. (1973) Plasma renin, renin substrate angiotensin II, and aldosterone in hypertensive disease of pregnancy. Lancet I: 291–294
296. Weir RJ, Brown JJ, Fraser R et al. (1975) Relationship between plasma renin, renin-substrate, angiotensin II, aldosterone and electrolytes in normal pregnancy. J Clin Endocrinol Metab 40: 108–115
297. Weir RJ, Doig A, Fraser R, Morton JJ, Parboosingh J, Robertson JIS, Wilson A (1976) Studies of the renin-angiotensin-aldosterone system, cortisol, DOC, and ADH in normal and hypertensive pregnancy. In: Lindheimer MD, Katz AJ, Zuspan FP (eds) Hypertension in pregnancy. John Wiley & Sons, New York, pp 251–261
298. Weseley AC, Douglas GW (1962) Continuous use of cholorothiazide for prevention of toxemia of pregnancy. Obstet Gynecol 19: 355–358
299. Whitsett TL, Halushka PV, Goldberg LI (1970) Attenuation of postganglionic sympathetic nerve activity by l-dopa. Circ Res 27: 561–570
300. Williams GF, Jones DD (1975) Deoxycytidylate deaminase in pregnancy. Br Med J II: 10–12
301. Wilson M, Morganti AA, Zervoudakis I et al. (1980) Blood pressure, the renin-aldosterone system and sex steroids throughout normal pregnancy. Am J Med 68: 97–104
302. Zangemeister W (1916) Über das Körpergewicht Schwangerer, nebst Bemerkungen über den Hydrops gravidarum. Z Geburtshilfe Perinatol 78: 325–365
303. Zowodniok A (1981) Leberbeteiligung bei Gestose. Prognostische Bedeutung erhöhter Aktivi-

täten der Aminotransferasen (Transaminasen) im Serum. Inaugural-Dissertation, Medizinische Fakultät der Universität Bonn

304. Zuspan FP (1970) Urinary excretion of epinephrine and norepinephrine during pregnancy. J Clin Endocrinol Metab 30: 357–360
305. Zuspan FP (1972) Adrenal gland and sympathetic nervous system response in eclampsia. Am J Obstet Gynecol 114: 304–313
306. Zuspan FP (1977) Pregnancy induced hypertension. I. Role of sympathetic nervous system and adrenal gland. Acta Obstet Gynecol Scand 56: 283–286
307. Zuspan FP, Kawada C (1976) Urine amine excretion in pregnancy-induced hypertension. In: Lindheimer MD, Katz AJ, Zuspan FP (eds) Hypertension in pregnancy. John Wiley & Sons, New York, pp 339–347

S. Koller

Risikofaktoren der Schwangerschaft

Auswertung von 7870 Schwangerschaften der prospektiven Untersuchungsreihe „Schwangerschaftsverlauf und Kindesentwicklung" der Deutschen Forschungsgemeinschaft

Unter Mitarbeit von K. H. Degenhardt, H. Michaelis, J. Michaelis, P. Netter

1983. 34 Abbildungen, 292 Tabellen. Etwa 350 Seiten
Gebunden DM 280,–. ISBN 3-540-12379-2

Inhaltsübersicht: Einleitung. – Methodische Grundprobleme der Auswertung. – Statistische Übersichten. – Untersuchung von Zusammenhängen, gegliedert nach Einflußgrößen und Indikatoren für Einflußgrößen. – Untersuchung von Zusammenhängen, gegliedert nach Zielgrößen. – Zusammenfassung. – Schrifttum. – Begriffe und Abkürzungen. – Sachverzeichnis.

Dieses Buch enthält die detaillierte Auswertung von 7870 Schwangerschaften der prospektiven Untersuchungsreihe „Schwangerschaftsverlauf und Kindesentwicklung" der Deutschen Forschungsgemeinschaft. Als mögliche Risikofaktoren der Schwangerschaft werden alle persönlichen, häuslichen, sozialen und gesundheitlichen Merkmale der Schwangeren auf Zusammenhänge mit dem Schwangerschaftsverlauf, mit Fehl- und Frühgeburten, mit der Reife, mit Mißbildungen und sonstigen Anomalien des Kindes in übersichtlich dargestellten Statistiken untersucht.
Die wissenschaftliche Analyse der Zusammenhangstabellen, die explorativ nach auffallenden Zahlenhäufungen durchsucht wurden, ergab eine Fülle von Basisinformationen über bemerkenswerte, günstige, aber auch ungünstige Zusammenhangs-Vermutungen verschiedener Art, deren endgültige Deutung zwar noch offen ist, die aber viele Anregungen für neue Forschungen zur weiteren Klärung bieten. Dieses Buch ist deshalb als Nachschlagewerk unerläßlich für Gynäkologen, Pharmakologen und für alle im öffentlichen Gesundheitswesen tätigen Ärzte.

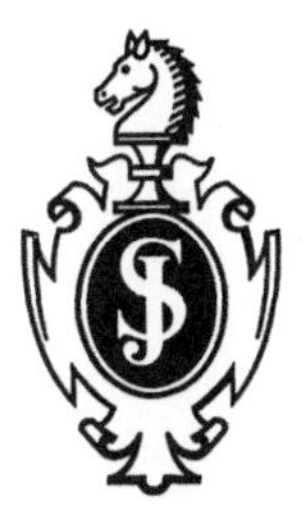

Springer-Verlag
Berlin
Heidelberg
New York
Tokyo